Susan Passet

Walburga Brügge, Katharina Mohs

Therapie funktioneller Stimmstörungen

Übungssammlung zu Körper, Atem, Stimme

2., verbesserte Auflage
Mit 29 Abbildungen und 3 Tabellen

Ernst Reinhardt Verlag München Basel

Die Autorinnen sind Logopädinnen mit mehrjähriger Berufserfahrung in den Bereichen Diagnostik und Therapie von Stimmstörungen, Stottern und kindlichen Sprach- und Sprechstörungen.

Walburga Brügge, Richthofenstr. 15, D-59063 Hamm

Katharina Mohs, Lilienstr. 22, D-59065 Hamm

Zeichnungen: Alexander Feldweg

Die Deutsche Bibliothek – CIP-Einheitsaufnahme

Brügge, Walburga:
Therapie funktioneller Stimmstörungen : Übungssammlung zu Körper, Atem, Stimme ; mit 3 Tabellen / Walburga Brügge ; Katharina Mohs. [Zeichn.: Alexander Feldweg]. – 2., verb. Aufl. – München ; Basel : E. Reinhardt, 1996
  ISBN 3-497-01403-6
NE: Mohs, Katharina:

© 1996 by Ernst Reinhardt, GmbH & Co, Verlag, München

Dieses Werk, einschließlich aller seiner Teile, ist urheberrechtlich geschützt. Jede Verwertung außerhalb der engen Grenzen des Urheberrechtsgesetzes ist ohne schriftliche Zustimmung der Ernst Reinhardt, GmbH & Co, München, unzulässig und strafbar. Das gilt insbesondere für Vervielfältigungen, Übersetzungen in andere Sprachen, Mikroverfilmungen und für die Einspeicherung und Verarbeitung in elektronischen Systemen.

Printed in Germany

Vorwort

Dieses Buch versteht sich als Übungssammlung für die logopädische Stimmtherapie. Es entstand aus dem Wunsch nach einer komprimierten Zusammenfassung von Übungen zur Behandlung primär funktioneller Stimmstörungen. Wir wollen damit für uns und unsere in der Stimmtherapie tätigen Kolleginnen und Kollegen die Vorbereitung der Behandlung erleichtern und das oftmals lange Suchen nach geeigneten Übungen vermeiden bzw. reduzieren.

Diese Übungssammlung stellt kein komplettes Therapiekonzept dar und enthält deshalb auch keine Diagnostik. Vielmehr sollen die kurz skizzierten Übungen einen schnellen Überblick ermöglichen und Anregungen für Übungsvariationen geben. Das heißt auch, daß die Arbeit mit diesem Buch logopädisches Fachwissen und praktische Erfahrung voraussetzt. Für Patienten ist dieses Buch nicht geeignet.

An dieser Stelle möchten wir besonders Frau Ruth Dinkelacker danken, die uns in ihren Seminaren die Arbeit mit dem Atemwurf näherbrachte und uns freundlicherweise gestattete, von ihr zusammengestellte Übungen und Wortlisten zu übernehmen. – Weiterhin gilt unser Dank Katrin Tölle, die uns mit wertvollen Hinweisen und Anregungen zur Seite stand. – Seitens des Ernst Reinhardt Verlages gab uns Frau Hildegard Wehler konstruktive Kritik und hilfreiche Unterstützung.

Wir hoffen, daß der Inhalt dieses Buches allen Benutzern eine Anregung für weitere kreative Arbeit ist, und nehmen gerne Reaktionen und Hinweise unserer Leserinnen und Leser entgegen, die neue oder andere Erfahrungen mit diesen oder ähnlichen Übungen gemacht haben.

Mit Erscheinen der 2. Auflage möchten wir uns für die Resonanz, die dieses Buch erhalten hat, bedanken. Über die Reaktionen – auch von KollegInnen angrenzender therapeutischer Fachdisziplinen – haben wir uns gefreut und sind für weitere, direkt an uns gerichtete Rückmeldungen offen.

Walburga Brügge
Katharina Mohs

Inhalt

Vorwort 5
Einführung 11

I. Selbstwahrnehmung 17
1. Wahrnehmen der Körperhaltung .. 18
2. Schulung der auditiven
   Wahrnehmung 18
   (a) Differenzieren von Geräuschen
       und Klängen 18
   (b) Hören pathologischer oder
       auffälliger Stimmen 19
   (c) Hören gesunder Stimmen
       (Gesangs- und Sprechstimme) . 19
   (d) Wahrnehmen der eigenen
       Stimme 19
3. Zusammenhang Körperhaltung –
   Stimme 19
4. Wahrnehmen der Hände 20
   (a) Abstreichen der Hände 20
   (b) Druckpunkte 20
5. "Die Hände entdecken einander" .. 21
   (a) Hände allein 21
   (b) Hände mit Gummiball 21
6. Den Körper abstreichen 21
7. Das Kreuzbein bewußt machen ... 22
   (a) Im Sitzen 22
   (b) Beim Gehen 22
8. Ballmassage an der Wand 23
9. Wahrnehmen der Rückenauflage .. 23
10. Wahrnehmung des Rückens
    (Partnerübung) 24

II. Tonusregulierung 25

A. Körperwahrnehmung 25
1. Wahrnehmen der Körperauflage .. 26
   (a) Im Liegen 27
   (b) Im Sitzen 28
   (c) Im Liegen –
       Schwerpunkt Rücken/Arme ... 30
2. Entspannungstraining
   in Anlehnung an E. Jacobson 32
3. Wahrnehmen der Körperspannung 34
4. Körpertonusregulierung* 34
5. Entspannung von Knie- und
   Fußgelenk* 36
6. Schulter- und Nackenlockerung* . 37
7. Entspannung des unteren Rückens* 38
8. Pendeln 39
   (a) Position finden 39
   (b) Einspielen der Bewegung 40
   (c) Pendeln im Atemrhythmus 40
9. "Kutschersitz" 40
10. Entspannung der Schulterblätter .. 41
    (a) Druck gegen den Boden 41
    (b) Schulterblätter
        zusammenschieben 41
    (c) Schulterblätter sinken lassen .. 42
11. Schultern spüren 42
12. Entspannung von Kopf und Nacken 42
    (a) Kopfkreisen 43
    (b) Nackendehnen 43
    (c) Sich über die Schulter schauen . 43
    (d) Kopf-Nacken-Bereich
        anspannen und sinken lassen .. 43
    (e) Kopf-Hände-Widerstand 43
    (f) Kopf sinken lassen 44
13. Entspannung der Augen 44

B. Lockerung 44
1. Dehnen 45
2. "Gliederkasper" 46
3. Gehen 46
4. Lockerung der Sprunggelenke 47
5. Gelenkbewegungen 47
6. Rückenbehandlung* 47
   (a) Schwerpunkt Schulterblätter .. 48
   (b) Schwerpunkt Kreuzbeinbereich 48

(c) Schwerpunkt Beckenraum 48
(d) Gesamter Rücken 49
7. Massage der Rückenstrecker* 49
8. Lockerung des Schultergürtels ... 50
   (a) Pendelschwung 51
   (b) Kreisen der Schultern 51
   (c) "Teig kneten" 51
   (d) "Äpfel pflücken" 51
   (e) Kreisen des Schultergürtels ... 51
9. Lockerung der Schulterblätter 52
   (a) Massieren der Schulterblätter* . 52
   (b) Bewegen der Schulterblätter .. 52
10. Massieren des
   Nacken-Schulter-Bereiches* 53
11. Lockerung der
   Schultern und Arme 53
12. Mit den Ellenbogen malen 54
13. Ausklopfen von Kreuzbein
   und Beinen 54
14. Beinrollen im Hüftgelenk 55
15. Beckenkreisen 56
16. Beckenkippen 56
17. "Katzenbuckel" 57
18. Lockerung des Kreuzbeinbereiches durch Dehnung 57
   (a) Kreuzbeindehnen im Sitzen
      (Partnerübung) 58
   (b) Rumpfbeugen 58
   (c) Kreuzbeindehnen
      aus dem Stand 58
   (d) "Ein alter Mann steht auf" 58
19. Rückenrolle 59
20. "Wasserskilaufen" 59
   (a) Ohne Phonation 60
   (b) Mit Phonation 60
21. Arbeit mit dem Gymnastikball ... 60
   (a) Übungen zum Einstimmen 60
   (b) Lockerung des Lendengebietes . 61
   (c) Partnerübung zur Lockerung
      des Lendengebietes 61

III. Haltungsaufbau 62

1. Erläuterungen zur physiologischen
   Haltung im Stehen 63
2. Erläuterungen zur physiologischen
   Haltung im Sitzen 63

3. Bodenkontakt 64
   (a) Füße kreisen 65
   (b) Wahrnehmen der Fußsohlen .. 65
   (c) Druck der Fußballen 66
   (d) Füße beleben 66
   (e) "Umrisse" wahrnehmen 66
   (f) Stehen auf einer Keule 66
   (g) Stehen auf zwei Keulen 67
4. Aufrichtung der Wirbelsäule 67
   (a) "Wippen" 67
   (b) Wirbelbeuge 67
   (c) Aufrichtung der Wirbelsäule
      aus dem Hocksitz 68
5. "Stehendes Pendel" 68
   (a) Körperschwerpunkt verlagern . 69
   (b) Kreisen 69
6. Ausgleichen des Hohlkreuzes 69
   (a) Rückenkontakt zur Wand 70
   (b) Arbeit mit Reissäckchen 70
   (c) Abrollen der Wirbelsäule 70
   (d) Runden des Lendengebietes ... 70
   (e) "Beckenschaukel" 71
7. "Marionettengriff" 72
8. "Marionettengefühl" des Kopfes .. 73
9. Vorstellungshilfen zur Kontrolle
   der Kopfaufrichtung 73
10. "Stativ" 74
11. Aufrichtung des Brustbeins 74
   (a) Armschwung 74
   (b) Dehnen mit Hilfe
      der Ellenbogen 75
   (c) "Kreuzgriff" 75
   (d) Gegeneinanderdrücken
      der Schulterblätter 75
   (e) "Fenster öffnen" 75
   (f) Vorstellungshilfe 75

IV. Atmung 76

A. Atemwahrnehmung 77
1. Ruheatmung 77
   (a) Rückenlage 77
   (b) Sitzen 77
   (c) Stehen 77
2. In welche Atemräume geht
   die Atembewegung? 77

3. Wahrnehmung der Atmung
   im Brust-Bauch-Bereich 78
4. Wahrnehmung der Atmung
   im Rücken 78
5. Atemwahrnehmung mit
   Vorstellungshilfen 79
6. Nach Dehnung die Atmung
   beobachten 79
7. Veränderung der Atmung
   durch Bewegung 80
8. Einatmung in der Atemmittellage
   durch Intention 81
   (a) Lauschen 81
   (b) Dirigieren 81
9. Beobachtungsaufgabe 82
B. Atemraum erschließen 82
1. Dehnen in verschiedene
   Richtungen 82
2. Dehnen des Kreuzbeins 83
   (a) "Päckchen-Liegen" 83
   (b) Ruhen auf der Stuhllehne 83
   (c) "Kutschersitz" 84
3. Dehnen des Beckenbodens
   (Partnerübung) 84
4. Türgriff-Übung 85
5. "Beckenwiege" 85
6. Beckenkippen 85
7. Rückenbehandlung
   zur Atemvertiefung* 86
8. Wahrnehmung des Rückens
   (Partnerübung) 86
9. Pendeln im Sitzen 87
   (a) Pendeln im Atemrhythmus 87
   (b) Ausatemverlängerung 87
C. Erarbeiten der Atemstütze 88
1. Bogenspannen 88
   (a) Einspielen der Bewegung 88
   (b) Lösen mit Phonation 89
   (c) Bogenspannen mit Phonation .. 89
2. Training der
   Zwischenrippenmuskeln 90

V. Federung 91
1. Erarbeiten des Atemwurfs 92
2. Tonloses Gähnen 93

3. "Pleuel-Übung" 93
4. Ruftonübungen mit Silben 93
   (a) Kurze Silben 94
   (b) Lange Silben 94
   (c) Kurze und lange Silben
       im Wechsel 94
5. "Reiten" 94
6. Arbeit mit dem Gymnastikball .. 96
7. Kurze Rufe und Befehle 96
8. Wörter 97
   (a) Stimmlose Konsonanten 97
   (b) Stimmhafte Konsonanten 98
9. Sätze 99
   (a) Aussagesätze 99
   (b) Befehle 99
   (c) Fragen 99
10. Überleitung in Vortrags- und
    Umgangston 99

**VI. Abspannen und Atemrhythmisch
Angepaßte Phonation** 101
A. Abspannen erarbeiten 102
1. Zählen mit betont langen
   Zwischenpausen 103
2. Wahrnehmen der Atembewegung
   beim Abspannen 103
   (a) Ausatmen auf /fff/ 103
   (b) Kurzes, kräftiges Ausatmen .. 103
   (c) Abspannen mit
       Plosiv-Endlauten 104
   (d) Abspannen im Sitzen
       oder Stehen 104
3. Gummi-Dehnen 104
   (a) Zielen 104
   (b) Laute und Silben 105
   (c) Satzrhythmus mit sinnfreien
       Lautkombinationen 105
   (d) Eine Silbe "wandert" auf
       dem Gummi 105
4. Schnelles Abspannen 105
5. "Pingpong-Spiel" 106
6. Ballwerfen 106
   (a) Zahlen 106
   (b) Silben 107
   (c) Weitergabe eines Balles
       (Partnerübung) 107

B. Abspannen auf Wort- und Textebene mit unterstützender Körperspannung 108
　1. "Händehaken" 108
　　(a) Einspielen der Bewegung 108
　　(b) Kurze Ausrufe 108
　2. Hand- und Fußdruck 109
　　(a) Handdruck 109
　　(b) Fingerdruck 109
　　(c) Fußdruck 110
　3. Intention und Gestik 110
　4. Geläufigkeit des Abspannens ... 111

C. Atemrhythmisch Angepaßte Phonation 113
　1. Phrasenverlängerung durch Pendeln 113
　　(a) Gedichte 114
　　(b) "Bandwurmsatz" 114
　2. Atemrhythmisch Angepaßte Phonation mit begleitender Körperbewegung 114
　　(a) Keulenschwingen 115
　　(b) Ballwerfen (Partnerübung) ... 115
　3. Litanei 116

VII. Resonanz 118
　1. Lockerung der Artikulationsmuskulatur 119
　　(a) Zunge, Wangen, Lippen 119
　　(b) Kiefermuskulatur 119
　2. Wahrnehmung des Mundraumes . 120
　3. Gesichtsmassage 120
　4. Gähnen 121
　5. "Pleuel-Übung" 122
　6. Vorstellungshilfen 123
　7. Weite für Vokale über /ng/ 123
　8. Kombination stimmhafter Konsonanten mit Vokalen 123
　9. Summübung/Finden der Indifferenzlage 124
　　(a) Konsonanten und Vokale 124
　　(b) Summen mit Vibration 125
　10. Summen und Sprechen mit Kaubewegungen 125

　11. Wahrnehmung der Veränderung von Tonqualitäten 126
　　(a) Veränderung der Kopfhaltung 126
　　(b) Veränderung der Körperposition 126
　12. Festigung des vorderen Ansatzes . 127
　13. Texte zur Resonanzweitung 127

VIII. Artikulation 129
A. Vokalbildung 130
　1. Silbenübungen 131
　2. Wortübungen 132
　3. Satzübungen 133
　　(a) Lauthäufung 134
　　(b) Gleichzeitige Beachtung aller Vokale 134

B. Konsonanten 135
　1. "Korkensprechen" 137
　2. Plastische Artikulation 138
　3. Einspielen der plastischen Artikulation mit kurzen Sätzen .. 139
　　(a) Konzentration auf einen Konsonanten 139
　　(b) Verschiedene Konsonanten in einem Satz 140

IX. Vokaleinsatz 141
A. Erarbeiten des Vokaleinsatzes ... 141
　1. Stimmloser Glottisschlag ("Tropfenfall") 142
　　(a) Erarbeiten des Glottisschlages 142
　　(b) Einspielen des Bewegungsablaufes 142
　2. Stimmhafter Vokaleinsatz 142
　3. Vokaleinsatz mit Vorstellungshilfen oder Bewegung 143
　4. Vokaleinsatz in Silben 144

B. Wort-, Satz- und Textübungen .. 144
　1. Wörter 144
　2. Differenzierung von Spreng- und Schließeinsatz 145
　3. Einbinden des Vokaleinsatzes in Sätze 146

4. Wendungen mit mehreren
   Vokaleinsätzen 146
5. Binden von Wörtern mit
   Vokalanlauten 147
6. Texte 148

**X. Anwendung der erarbeiteten
   Techniken im Text** 149

1. Abspannen 149
   (a) Rucksackriemen 149
   (b) Fahrradschlauch 150
   (c) Über die Hand hinweg
       sprechen 150
2. Einsatz von Rufen, Weite,
   Lautstärkevariation 151

3. Pausensetzen, Sprechtempo,
   Resonanz 154
4. Einsatz der Atemrhythmisch
   Angepaßten Phonation im Text .. 155
5. Vokaleinsatz, Artikulation,
   Pausen 156
6. Zusammenspiel mehrerer
   Techniken 157

XI. Übertragung in den Alltag 158

XII. Textanhang 160

Anmerkungen und Quellen 170
Literatur 173
Sachregister 177

* Bei diesen Übungen "behandelt" der Therapeut verschiedene Körperregionen des Patienten durch Abklopfen/Ausstreichen bzw. unterstützt durch Auflegen der Hände die Konzentration auf verschiedene Körperstellen.

Einführung

In diesem Buch sind Übungen zur Behandlung primär funktionell bedingter Stimmstörungen zusammengestellt. Eine solche Übungssammlung kann nicht vollständig sein, Aspekte für die Auswahl der Übungen waren zum einen ihre Bewährung in der praktischen Arbeit, d. h. Handhabbarkeit und Wirkung, und zum anderen, daß wir uns mit den Übungen "identifizieren" können.

Es wurden Übungen verschiedener Therapiemethoden ausgewählt und zusammengestellt, soweit diese unserer Auffassung nach auch aus dem Gesamtkonzept herausgelöst in der Stimmtherapie einsetzbar sind und sich in einem mehrdimensionalen Ansatz sinnvoll ergänzen.

In den einzelnen Kapiteln sind Einzel- und Partnerübungen sowie Bewegungs- und Wahrnehmungsübungen gemischt. Da viele der Übungen eine breite Wirkung haben, sind sie unter verschiedenen Gesichtspunkten und mit unterschiedlichen Schwerpunkten anzuwenden. Ein Therapieverlauf ist nicht nach Einzelzielen trennbar, immer greifen Übungen verschiedener Bereiche ineinander und müssen vom Therapeuten störungsspezifisch ausgewählt und sinnvoll kombiniert werden.

So erfolgt hier die Zuordnung der Übungen zu verschiedenen Kapiteln nach gemeinsamen Zielen und zur besseren Übersicht für die Therapieplanung. Die Reihenfolge der Kapitel ist so angeordnet, daß zunächst körperorientierte Übungen aufgeführt werden, dann Stimmübungen und zuletzt die Vorschläge zur Übertragung in den Alltag.

Inhalte der Therapie können sein:

1. *Körperarbeit*
(a) Entwickeln bzw. Rückgewinnen der Körperwahrnehmung und der Wahrnehmung des Körpers als Ganzheit
(b) Verbesserung der auditiven Wahrnehmung
(c) gesamtkörperliche Lockerung
(d) Fehlspannungen bewußt lösen
(e) elastische Aufrichtung
(f) Wahrnehmung und Regulierung des Basisatems

2. *Stimmbildung*
(a) Entlastung der Kehlkopfmuskulatur durch Zwerchfellaktivierung
(b) Reflektorische Atemergänzung durch Abspannen / Atemrhythmisch Angepaßte Phonation

(c) Tragfähigkeit der Stimme / Weitung der Resonanzräume
(d) Plastische Artikulation
(e) Vokaleinsatz

3. *Stabilisierung in Übungs- und Alltagssprache*
(a) Einsatz und Zusammenspiel der erarbeiteten Techniken
(b) Transferübungen für den Alltag

"Stimme ist die *ganze* Person" (Gundermann 1987), so muß die Stimmtherapie immer mehr als nur die Arbeit an den stimmlichen Symptomen sein und die gesamte Persönlichkeit des Patienten mit einbeziehen. Dem Patienten soll das ganzheitliche Arbeiten sowie das Bedingungsgefüge, d. h. die Wechselwirkung von Tonus, Haltung, Atmung, Stimme und Stimmung, bewußt gemacht werden.

Der Patient wird angeleitet, eigenverantwortlich zu arbeiten; der Therapeut zeigt Möglichkeiten auf, was und wie verändert werden kann. Es ist wichtig, daß der Patient bereits von Beginn der Therapie an neu erlernte Verhaltensweisen in den Alltag übernimmt. So werden eine stabile Veränderung und der Abbau der Symptomatik auch über den Abschluß der Therapie hinaus möglich.

Voraussetzung für die Therapieplanung ist neben der phoniatrischen Untersuchung eine exakte logopädische **Diagnostik:** Anamneseerhebung (allgemein und die Stimmstörung betreffend), Stimmstatus, Symptomatik des Patienten, Tonbandaufnahmen, Motivation des Patienten. Die Diagnostik ist, wie auch die gesamte Stimmtherapie, nicht nur nach einem Schema durchzuführen. Der Patient sollte Gelegenheit haben zu erzählen, mit welchen Problemen/Fragen er kommt und welche Ziele/Wünsche er selbst hat.

Das **Beratungsgespräch** sollte folgende Punkte beinhalten: Erläuterungen zur Stimmphysiologie, Erklärung zur bestehenden Stimmstörung, Hinweise zur Stimmhygiene, Therapiemöglichkeiten.

Ziel der Therapie funktioneller Stimmstörungen ist nicht eine "schöne" Stimme, sondern das Erlangen einer belastungsfähigen Sprechstimme, die, abhängig von den individuellen organischen und psychischen Voraussetzungen des Patienten, den Alltagsbelastungen standhalten kann. Die Zielfestlegung kann nur gemeinsam mit dem Patienten erfolgen, denn die Motivation und die aktive Mitarbeit des Patienten ergeben sich über die Zielfestlegung. Dabei muß der Therapeut Hilfestellung leisten für das Finden und Formulieren realistischer Ziele. Im Verlauf der Therapie müssen diese immer wieder durch begleitende Gespräche überprüft und ggf. verändert bzw. neu gesetzt werden.

Eine **interdisziplinäre Zusammenarbeit** bzw. ein Austausch mit parallel behandelnden Therapeuten und Ärzten zur gegenseitigen Abstimmung ist sowohl vor Beginn als auch im Verlauf der Therapie wichtig. Die endgültige Therapieplanung und Entscheidung, welche Maßnahmen (ambulante/stationäre Stimmtherapie, Anzahl der wöchentlichen Therapiesitzungen und evtl. begleitende oder vorher einzuleitende Maßnahmen wie z. B. Krankengymnastik) zu treffen sind, kann erst im Anschluß an eine ausführliche Diagnostik und nach Rücksprache mit dem behandelnden Arzt, ggf. Psychologen, Krankengymnasten oder Beschäftigungstherapeuten etc. stattfinden.

Der **Therapeut** sollte für die sinnvolle Umsetzung der Inhalte dieses Buches folgende Fähigkeiten und Kenntnisse mitbringen:

- Kenntnis der logopädischen Fachterminologie,
- Kenntnisse in der Anatomie, Physiologie und Pathologie der an Atem und Stimmgebung beteiligten Systeme,
- Erfahrungen im Umgang mit dem Patienten, die Therapiemotivation und die Gesprächsführung betreffend,
- individuelles Eingehen auf den Patienten und das Erstellen eines differenzierten Behandlungsplanes.
- Die Übungen müssen dem Therapeuten geläufig sein. Er sollte für ihn unbekannte Übungen unbedingt vorher selbst ausprobieren, um Wirkung und Dauer der jeweiligen Übung selbst zu erfahren. Sicher kann man Übungen, mit denen man selbst positive Erfahrungen gemacht hat, gut an Patienten weitergeben; so richtet sich die Auswahl der Übungen auch nach den Neigungen des Therapeuten. "Nicht die Methode, sondern der Therapeut entscheidet über den Erfolg einer Stimmbehandlung" (Gundermann 1987).

Die **Übungen** bzw. Übungsgruppen werden jeweils vorgestellt mit ihren *Zielen*, ggf. mit besonderen *Hinweisen* (zusätzliche Erläuterungen, Warnungen) und dann detailliert mit dem konkreten *Vorgehen*. Typographisch wurde der fette Punkt (•) gewählt, um anzuzeigen, wenn es sich um einzeln zu nennende Punkte, Aufzählungen oder Wahlmöglichkeiten handelt. Pfeile (➤) kennzeichnen nacheinander ablaufende Schritte, eine zusammengehörende Abfolge von Übungssegmenten. Bei der Anwendung der Übungen empfiehlt es sich, einige Punkte zu beachten:

Gemeinsam arbeiten
Jede Übung sollte, sofern möglich, aus mehreren Gründen gemeinsam durchgeführt werden: Der Patient fühlt sich nicht so beobachtet und kann sich besser auf die Übung einlassen; der Therapeut kann Modellfunktion haben, was jedoch nicht darauf hinauslaufen darf, daß der Patient die Übung nur mechanisch nachahmt; der Therapeut kann die Dauer der Übung besser abschätzen.

Übungen mehrfach anbieten
Jede angebotene Übung sollte mehrfach in verschiedenen Therapiesitzungen angeboten werden: Das "Sich-einlassen-Können" auf eine Übung fällt leichter, je bekannter der Übungsverlauf ist; Wahrnehmungen und Wirkungen können sich ändern.

Qualität des Übens
Die Übungen dürfen nicht mechanisch oder sinnleer ausgeführt werden.

Auswahl der Übungen
Kommt ein Patient mit einer Übung auch nach mehrmaliger Wiederholung nicht gut zurecht, so sollte eine andere Übung mit gleicher Zielsetzung gewählt werden.

Dauer der Übungen
Die angegebenen Zeiten für die Dauer einiger Übungen sind als Anhaltspunkte gedacht.

Geschlossene Augen während der Übungen
Bei einigen Übungen ist es sinnvoll, die Augen zu schließen, da eine bessere Konzentration und Wahrnehmung auf den eigenen Körper erleichtert und eine Ablenkung durch visuelle Reize ausgeschlossen wird. Fällt es dem Patienten schwer, seine Augen zu schließen, so sollte er dennoch immer wieder dazu aufgefordert werden, es zu versuchen, es sei denn, er lehnt dies grundsätzlich ab.

Beschreibung der Übungen
Jede für den Patienten noch unbekannte Übung sollte vom Therapeuten kurz vorgestellt werden, bevor die Übung gemeinsam durchgeführt wird. Dabei ist zu beachten, daß nur erläutert wird, wie die Übung durchzuführen ist (z. B. im Liegen/Sitzen, ob körperliche Berührung erfolgt, z. B. durch Ausstreichen/Abklopfen oder Auflegen der Hände zum Nachspüren), jedoch keine Ziele oder Wirkungen vorgegeben werden. Der Therapeut gibt dann an entsprechender Stelle während der Übung die Aufforderung zum Nachspüren.

Austausch nach den Übungen
Der Patient soll nach den Übungen jeweils eigene Wahrnehmungen/Empfindungen beschreiben können, ohne daß diese vorher vom Therapeuten suggestiv erfragt oder vorgegeben werden. Der Therapeut sollte dabei die Äußerungen des Patienten diesem gegenüber nicht bewerten und ihn zudem unterstützen, eigene Wahrnehmungen zu registrieren, ohne sie als positiv oder negativ zu beurteilen, denn Erfahrungen/Wahrnehmungen mit einzelnen Übungen können grundsätzlich individuell verschieden sein und bleiben. Mögliche Formulierungen, die ein Patient zur Beschreibung seiner Wahrnehmungen gebraucht, sollte der Therapeut aufgreifen und in der weiteren Zusammenarbeit benutzen.

Einige Übungen (vor allem im Bereich der Tonusregulierung) können zunächst auch, über das Lösen von Verspannungen in einer Körperregion, an anderen Stellen Verspannungen deutlicher werden lassen und so zunächst eine eher unangenehme Wirkung haben. Neben Übungen zum Ausgleich ist das Ansprechen und Erklären dieser Zusammenhänge wichtig.

Vorstellungshilfen
Abklären, ob das Arbeiten mit Vorstellungshilfen für den Patienten möglich ist.

Hausaufgaben
Gemeinsam mit dem Patienten eine Aufgabe mit inhaltlichem Bezug auf die letzte Therapieeinheit auswählen.

Hilfsmittel
- Hocker mit ebener Sitzfläche, die Sitzhöhe sollte möglichst der Größe des Patienten angepaßt sein.
- Matte oder Decke für Übungen im Liegen
- Kleine Kissen oder Nackenrolle für Kopf, Nacken oder Knie für Übungen in Rückenlage zur bequemen Lage bzw. zum Ausgleichen des Hohlkreuzes
- Gymnastikball, Durchmesser ca. 60 cm
- Bälle verschiedener Größe
- Keulen, Fahrradschlauch, Gummibänder, Holzkugeln, Kastanien, Murmeln, Reissäckchen
- Sportbogen
- Kassettenrekorder

Kleidung
Bequeme Kleidung, warme Socken

Kurze **Begriffsklärung,** was in diesem Buch mit folgenden häufig genannten Tätigkeiten gemeint ist:

Ausklopfen
Es kann mit lockeren Fäusten, den Fingerkuppen oder der hohlen Hand ausgeklopft werden, die Handgelenke müssen in jedem Fall locker bleiben. Die Intensität des Abklopfens muß mit jedem Patienten abgesprochen werden.

Ausstreichen
Grundsätzlich mit flach aufgelegten Händen; die Intensität des Ausstreichens muß mit jedem Patienten abgesprochen werden.

Handauflage
Immer mit der lockeren flachen Hand, dabei ist die Handmitte der zentrale Bereich.

Nachspüren
Bedeutet die Sammlung und Konzentration auf einen Bereich des Körpers, evtl. unterstützt durch das Auflegen der Hände; der Therapeut gibt während der Übung die Aufforderung zum Nachspüren.

Seitenvergleich
Wurde zunächst nur an einer Körperseite gearbeitet, soll der Patient vor dem Seitenwechsel nachspüren, d. h. in diesem Fall die Empfindungen beider Körperseiten miteinander vergleichen.

Während des Abklopfens, Ausstreichens und Nachspürens (Auflegen der Hände) ist es wichtig, daß auch der Therapeut eine für sich bequeme Position findet.

I. Selbstwahrnehmung

Die Wahrnehmung der eigenen Person, sowohl im Hinblick auf den physischen Zustand als auch bzgl. der psychischen Verfassung, ist eine unbedingte Voraussetzung für die Veränderung oder das Neuerlernen bestimmter Verhaltensweisen in einer Therapie.

Wichtig ist, daß der Patient zunächst den Ist-Zustand erkennt, diesen akzeptiert und sich über Ziele klar wird, bevor eine Veränderung möglich ist. Auch im Verlauf einer Behandlung können nur mittels Selbsterfahrung und -kontrolle neue Körpererfahrungen gesammelt und als neues Verhalten in das bestehende Verhaltensrepertoire integriert werden. Dabei ist darauf zu achten, daß häusliche Übungen und Beobachtungsaufgaben bereits von Beginn der Therapie an therapiebegleitend berücksichtigt werden (s. Kapitel XI, S. 158 f).

ZIELE

- Einstimmen auf die Therapie
- Körperbewußtsein wecken
- Vorbereitung auf Übungen zur Tonusregulierung durch Lenkung der Aufmerksamkeit auf den eigenen Körper
- Eigenwahrnehmung für z. B. Spannungszustände im Körper, Stimmklang oder Haltung schulen
- Lernen, die eigenen Empfindungen nach den Übungen zu beschreiben
- Therapiemotivation über Zielfestlegung
- Therapiemotivation für den Patienten: Er erfährt, daß Veränderungen möglich sind.
- Formulierung von Therapiezielen
- Lernen, sich in der Therapie nicht nur fremdbestimmen zu lassen, sondern eigenes Wohl- oder Unwohlfühlen bei den Übungen zu verbalisieren und so an der Therapiegestaltung (Auswahl der Übungen) mitzuwirken

HINWEIS

Neben den im folgenden aufgeführten Übungen, die sich mit der Körperwahrnehmung beschäftigen, ist eine Berücksichtigung der psychischen Situation des Patienten im Alltag und in den Therapiestunden notwendig. Die psychische Verfassung beeinflußt alle körperlichen Funktionen. Der Therapeut sollte daher diesen Themenbereich mit einbeziehen, um dem Patienten die Zusammenhänge und Wechselwirkungen zwischen Psyche und Körper bewußt zu machen.

18 Selbstwahrnehmung

1. Wahrnehmen der Körperhaltung

ZIELE

- Erfahren, daß die Körperteile in verschiedenen Positionen unterschiedliche Spannungszustände haben können
- Wahrnehmen des Körpers als Ganzheit
- Zusammenhang Körperhaltung / Spannung erkennen

HINWEIS

Eignet sich gut als Nachfrage zwischen anderen Übungen oder während des Gesprächs, um den Patienten aufmerksamer für den eigenen Körper werden zu lassen. Spricht der Therapeut den Patienten wiederholt in verschiedenen Körperpositionen an, wird diesem der Wechsel der Spannung deutlich.

VORGEHEN

Im Sitzen oder Stehen soll der Patient auf die Aufforderung /Stop/, die der Therapeut gibt, in der Bewegung innehalten und seine augenblickliche Körperhaltung und die Spannung im Körper wahrnehmen und beschreiben.

2. Schulung der auditiven Wahrnehmung[1]

ZIELE

- Verbesserung der auditiven Wahrnehmung
- Erkennen verschiedener Merkmale der eigenen Stimme
- Basis schaffen für die Eigenkontrolle des Patienten bei späteren Stimmübungen
- Therapiemotivation über Zielfestlegung in bezug auf den Stimmklang

HINWEIS

Der Schwerpunkt der Arbeit ist abhängig von der auditiven Wahrnehmungsfähigkeit des Patienten. – Die Übungen (a) bis (d) stellen in diesem Fall eine Übungsfolge dar, der Therapeut muß individuell für jeden Patienten entscheiden, mit welcher Übung er beginnt.

VORGEHEN

(a) Differenzieren von Geräuschen und Klängen

Allgemeine Hörübungen zur Unterscheidung verschiedener Klänge und Geräusche, die als Alltagsgeräusche selten differenziert wahrgenommen werden, z.B. Verkehrslärm, Tierlaute. (Wir verweisen auf die allgemein bekannten Übungen zur Verbesserung der auditiven Wahrnehmungsfähigkeit.[2])

(b) Hören pathologischer oder auffälliger Stimmen

Anhand von Tonbandbeispielen sollen mit dem Patienten folgende Punkte erarbeitet werden:

➤ Zunächst Inhalt und Stimmklang trennen, da es sich um zwei voneinander unabhängige Informationsträger handelt, und das Klanggewebe der Stimme erfassen. Die aufgeführten Merkmale sollten nicht gleichzeitig mit dem Patienten erarbeitet werden; der Schwerpunkt kann nach der Symptomatik des Patienten gesetzt werden:

- mittlere Sprechstimmlage
- Lautstärke
- Sprechtempo
- Pauseneinteilung
- Betonung
- Sprechrhythmus

➤ Erfassen, ob die Information partnergerichtet ist, evtl. einzelne Beschreibungskriterien vorgeben:

- anziehend – abstoßend
- sympathisch – unsympathisch
- warm – kalt
- zart – grob (u. a.)

(Auf den Inhalt des Gesprochenen wird hier nicht weiter eingegangen.)

(c) Hören gesunder Stimmen (Gesangs- und Sprechstimme)

Vorgehen wie unter (b) beschrieben

(d) Wahrnehmen der eigenen Stimme

➤ Das Klanggewebe für die eigene Stimme kennenlernen und beschreiben; erst wenn die Einzelheiten und Eigenheiten der Stimme erkannt sind, kann die Stimme verändert werden.
➤ Möglichkeit der Zielfestlegung für den Patienten.

3. Zusammenhang Körperhaltung – Stimme

ZIELE

- Schulung der Beobachtungs- und Wahrnehmungsfähigkeit
- Erkennen, daß Körperhaltung und -spannung Einfluß auf den Stimmklang haben

HINWEIS

Als Vorübung eignet sich Übung 2 b aus diesem Kapitel.

VORGEHEN

➤ Therapeut spricht den gleichen Satz in verschiedenen Körperhaltungen und mit unterschiedlicher Modulation. Beispielsatz: "Um ein Buch zu machen, braucht es viele Leute und viel Zeit." (Borchers 1971)
➤ Patient soll dabei die Stimmklangveränderung beim Therapeuten beobachten und beschreiben.

4. Wahrnehmen der Hände[3]

ZIELE

- Einstimmen auf die Arbeit am eigenen Körper
- erste Aufmerksamkeitslenkung auf eine Körperregion

HINWEIS

Die Übung ist relativ einfach und eignet sich gut als "Einstieg". Der Patient sollte anschließend die Möglichkeit haben, seine Wahrnehmungen zu beschreiben. Dabei ist es wichtig, daß der Therapeut darüber keine Wertung dem Patienten gegenüber äußert. – Die Übung gemeinsam durchführen.

VORGEHEN

(a) Abstreichen der Hände

➤ Sich im Sitzen mit der flachen Hand die andere Hand nach oben und unten je dreimal abstreichen, die passive Hand liegt dabei auf dem Oberschenkel.
➤ Die Hände wieder auf den Oberschenkeln ablegen, mögliche Veränderungen wahrnehmen und beschreiben.

(b) Druckpunkte

➤ Sich im Sitzen kurze Druckpunkte verschiedener Intensität auf die Hände geben, die passive Hand liegt dabei jeweils auf dem Oberschenkel.
➤ Die Hände wieder auf den Oberschenkeln ablegen, nachspüren und beschreiben.

5. "Die Hände entdecken einander"[4]

ZIELE

- Verbesserung der Körperwahrnehmung im Bereich der Hände
- Tonusregulierung

HINWEIS

Die Übung gemeinsam durchführen. – Der Patient sollte nach der Übung die Möglichkeit haben, seine Wahrnehmungen zu beschreiben. Dabei ist es wichtig, daß der Therapeut darüber keine Wertung dem Patienten gegenüber äußert. – Die Übung sollte, zur besseren Konzentration auf den Körper, möglichst mit geschlossenen Augen durchgeführt werden. Der Therapeut klärt vorher mit dem Patienten, ob ihm dies angenehm und möglich ist.

VORGEHEN

(a) Hände allein

➤ Locker aufgerichtet auf dem Hocker sitzen, Füße hüftbreit auseinander.
➤ Die Augen schließen, die rechte Hand lernt die linke durch behutsames Berühren und langsames Abstreichen in Oberfläche und Form kennen: kleine Bewegungen (kneten, kreisen etc.) an der passiven Hand vornehmen.
➤ Dann die Hände auf den Oberschenkeln ablegen.
➤ Körpergefühl der Hände wahrnehmen und miteinander vergleichen.
➤ Seitenwechsel: Die linke Hand lernt die rechte kennen, Vorgehen wie oben.
➤ Zuletzt begegnen sich beide Hände und führen verschiedene Bewegungen aneinander aus: reiben, drücken, kneten, massieren etc.

(b) Hände mit Gummiball

Vorgehen wie unter (a) beschrieben, aber mit einem kleinen Gummiball zwischen den Händen, der vor dem Nachspüren abgelegt wird.

6. Den Körper abstreichen[5]

ZIELE

- Vertiefung der Wahrnehmung verschiedener Körperbereiche
- Wahrnehmen des Körpers als Ganzheit

HINWEIS

Die Übung gemeinsam durchführen.

22 Selbstwahrnehmung

VORGEHEN
➤ Locker aufgerichtet auf dem Hocker sitzen, die Füße hüftbreit auseinander.
➤ Den eigenen Körper abschnittweise, jeweils 3- bis 4mal, mit flach aufgelegten Händen in der untenstehenden Reihenfolge langsam abstreichen:

Zunächst streicht die linke Hand den rechten Arm vom Halsansatz bis zu den Fingerspitzen (Ober- und Unterseite). Seitenwechsel.

Vom Stirnansatz rückwärts über Kopf, Nacken und Halsseiten bis zum Brustbein streichen (Finger fächerförmig),

über Stirn, Schläfen und Wangen bis zur Vorderseite des Halses,

mit der linken Hand von der rechten Halsseite über die Schulter, schräg abwärts über den Brustkorb bis zur linken Hüfte, Seitenwechsel,

den Bauch quer mit der Hand von einer Seite zur anderen,

den unteren Rücken bei leicht vorgeneigtem Oberkörper von der Taille über Becken und Beine bis zu den Fußspitzen.

7. Das Kreuzbein bewußt machen

ZIELE
- Lockerung des Kreuzbeinbereiches
- Wahrnehmen des Kreuzbeinbereiches in Ruhe und Bewegung
- Tonusregulierung durch Aufmerksamkeitslenkung

HINWEIS
Beim Nachspüren ist es günstiger, den Handrücken anstelle der Handfläche aufzulegen, um Anspannung im Schulterbereich zu vermeiden. – Die Übung gemeinsam durchführen.

VORGEHEN

(a) Im Sitzen
➤ Sich im Sitzen den Kreuzbeinbereich mit lockeren Fäusten ausklopfen und mit flach aufgelegten Händen streichen (zunächst fester, dann sanfter), dabei kann der Oberkörper etwas vorgebeugt werden.
➤ Eine Hand auf den Kreuzbeinbereich legen und nachspüren.

(b) Beim Gehen
➤ Langsam gehen, sich dabei die Hand auf das Kreuzbein legen und die Bewegung wahrnehmen.

8. Ballmassage an der Wand[3]

ZIELE

- Wahrnehmung des Rückens
- Beleben des Rückens / Anregung der Durchblutung
- Verbesserung der Beweglichkeit des Rückens

HINWEIS

Die Übung gemeinsam durchführen.

VORGEHEN

➤ Sich mit dem Rücken gegen eine Wand stellen,
➤ dann einen Ball (Tennisballgröße) mit dem Rücken an der Wand bewegen: Möglichst viele Stellen des Rückens sollen Berührung mit dem Ball bekommen.
➤ Patient bestimmt das Ende der Übung.
➤ Im Stehen nachspüren.

9. Wahrnehmen der Rückenauflage

ZIELE

- Verbesserung der Wahrnehmung im Rückenbereich
- Verbesserung des Körperkontaktes zum Boden

HINWEIS

Für Patienten mit starken Rückenschmerzen nicht geeignet.

VORGEHEN

➤ Patient liegt auf dem Rücken.
➤ Therapeut legt einige Kastanien (oder Reissäckchen) für ca. 10 Sekunden rechts und links der Wirbelsäule unter den Rücken des Patienten (nicht in die Nierengegend und nicht unter die Wirbelsäule!).
➤ Patient soll wahrnehmen und beschreiben, wo die Kastanien/Reissäckchen liegen und wie viele es sind.

24 Selbstwahrnehmung

10. Wahrnehmung des Rückens (Partnerübung)[6]

ZIELE

- Beleben des Rückens
- Tonusregulierung

HINWEIS

Siehe Kapitel IV, Übung 8, S. 86. – Der Patient sollte nach der Übung die Möglichkeit haben, seine Wahrnehmungen zu beschreiben. Dabei ist es wichtig, daß der Therapeut darüber keine Wertung dem Patienten gegenüber äußert. – Die Übung sollte nicht länger als ca. 10 Minuten dauern.

VORGEHEN

➤ Sich auf zwei Hocker Rücken an Rücken setzen: Die Kreuzbeingegenden und die Schulterblätter berühren sich, Halswirbelsäule und Kopf sollen sich nicht mehr berühren (Abb. 1).

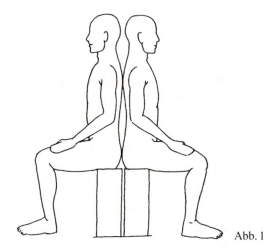

Abb. 1

➤ Kontaktaufnahme: Rücken aneinander schieben oder drücken; schnelle, langsame, kleine und große Bewegungen; dabei sollte jeder der Partner trotzdem selbständig und aufrecht sitzenbleiben.
➤ Nachspüren im Kontakt.
➤ Den Körperkontakt lösen und in geringem Abstand der Rücken zueinander nochmals eine Weile nachspüren.

II. Tonusregulierung

Als Tonus bezeichnet man den Spannungszustand besonders der Muskulatur, aber auch des Gewebes und der Organe. Ein mittlerer, ausgewogener Spannungszustand wird als Eutonie, ein fixierter Spannungszustand als Hypo- bzw. Hypertonie bezeichnet.

Neben dem Muskeltonus sind auch der vegetative und der psychische Tonus von Bedeutung. Diese können ihrerseits den Muskeltonus beeinflussen, sind aber auch selbst abhängig von einer Veränderung des muskulären Tonus.

Ein zur Hyper- oder Hypotonie verschobener Spannungszustand wirkt sich störend auf die Stimmgebung aus.

HINWEIS

Dieses Kapitel gliedert sich in zwei Teile (A. Körperwahrnehmung und B. Lockerung). In welchem Bereich der Tonusregulierung der Therapeut seinen Schwerpunkt setzt, ist abhängig vom Patienten und den Neigungen des Therapeuten.

A. Körperwahrnehmung

Es erfolgt eine gedankliche Hinlenkung speziell zu einzelnen Körperteilen; diese vertiefte Aufmerksamkeit auf den eigenen Körper beeinflußt bereits den Tonus.

Die Entspannungsübungen haben außerdem Einfluß auf die Atem- und Stimmfunktion, dienen also zur Vorbereitung gezielter Atem- und Stimmübungen. Bei diesen Übungen bleibt der Patient "passiver" bezüglich eigener Bewegungen, er lenkt jedoch seine Aufmerksamkeit und Konzentration auf die angesprochenen Körperregionen.

ZIELE

- Aufmerksamkeit auf den Körper lenken, den Körper als Ganzes in seinen Bewegungen wahrnehmen, Entwicklung des Körperbildes
- Körperspannungen wahrnehmen
- Veränderung des Muskeltonus durch vertiefte Aufmerksamkeit

- Der Patient sollte nach einiger Zeit in der Lage sein, seine Schwankungen in der Körperspannung bewußt wahrzunehmen und zu verändern.
- Der Patient soll lernen, seinen Körper bewußt zu entspannen.

HINWEIS

Für einige der Übungen wird ein Vorgehen im Atemrhythmus beschrieben. Sollte die Arbeit im Atemrhythmus für den Patienten (noch) nicht geeignet sein, so ist die Durchführung der Übung auch unabhängig vom Atemrhythmus sinnvoll. Einige der Übungen werden im Kapitel IV, S. 76 ff, nochmals mit anderer Zielsetzung aufgegriffen.

Der Therapeut sollte darauf achten, daß Muskelsysteme, die nicht direkt in einer Übung angesprochen werden, entspannt bleiben. Häufig kann man z. B. ein Festhalten von Schultergürtel oder Unterkiefer beobachten, wenn der Patient sich auf andere Körperregionen konzentriert.

1. Wahrnehmen der Körperauflage[7]

Bei den Übungen (a) bis (c) sind jeweils nur die Übungsschritte skizziert. Sie sind keine wörtlich zu übernehmenden Anweisungen für den Patienten; der Therapeut muß diese während der Übung patientengerecht formulieren.

Die Übungen (a) bis (c) sollten sich jeweils im zeitlichen Rahmen von ca. 15–20 Min. bewegen.

Der Therapeut sollte den Patienten im Verlauf der Übung genau beobachten, um die Übung ggf. abzukürzen, wenn der Patient unruhig wird.

ZIELE

- Körperbewußtsein wecken
- Konzentration auf den eigenen Körper lenken
- "Abschalten" vom bisherigen Tagesgeschehen
- Regulierung des Körpertonus

HINWEIS

Für Patienten mit Tendenz zur gesamtkörperlichen Unterspannung ist es wichtig, im Anschluß an die Entspannungsübungen (a) bis (c) unbedingt eine kreislaufanregende Übung folgen zu lassen, um eine evtl. Unterspannung auszugleichen (z. B. Bewegung der Hände und Füße oder gesamtkörperliche Bewegungsübungen).

Der Patient sollte im Anschluß an eine Übung die Möglichkeit haben, seine Wahrnehmungen zu beschreiben. Dabei ist es wichtig, daß der Therapeut darüber keine Wertung dem Patienten gegenüber äußert.

VORGEHEN

(a) Im Liegen

▶ Patient liegt in Rückenlage auf einer Decke (evtl. kleines Kissen für den Kopf, warme Socken, bei Hohlkreuz kleines Kissen unter die Knie). Er soll eine für sich bequeme Lage finden und die Augen schließen.
▶ Patient soll sich vorstellen:
- Wo befinde ich mich im Raum?
- Wie groß ist der Abstand zur Wand, zur Decke?
- Wo befindet sich die Tür?
- Welche Geräusche kann ich wahrnehmen?

▶ Patient kehrt gedanklich zu seinem Körper zurück und nimmt nach Anleitung des Therapeuten in nachstehender Reihenfolge wahr:

Fersen

Sich die Lage/Form der Fersen vorstellen.

Wie berühren sie die Unterlage?

In Gedanken die Auflagefläche der Fersen umfahren.

Vorstellung, daß der Boden unter den Füßen nachgibt und die Fersen in den Boden einsinken.

Unterschenkel (wie Fersen)

Knie

Sich ein kleines Luftpolster vorstellen, das unter den Knien liegt, bzw. Auflage auf dem Kissen wahrnehmen.

Oberschenkel (wie Fersen)

Rücken

beschreibt eine Wölbung über der Unterlage, darunter liegt ein Luftpolster.

Auflage wahrnehmen.

Schultern

Wie und wo berühren sie den Boden.

In den Boden einsinken lassen.

Nacken

beschreibt eine Wölbung über der Unterlage, darunter liegt ein Luftpolster.

Auflage wahrnehmen.

Kopf

Auflage wahrnehmen, wie eine Maske sinken auch Stirn, Wangen und Augen in Richtung Boden.

Hände, Unter- und Oberarme (wie Fersen)

➤ Patient soll die Entspannung noch einige Zeit nachwirken lassen, dann:

Zurückkehren in den Raum

Lage im Raum wahrnehmen (s. o.).

Geräusche um sich herum wahrnehmen.

Zurückkommen aus der Entspannung

Tief ein- und ausatmen, die Augen öffnen.

Dehnen und Räkeln im Liegen und Sitzen, um eine gute Körperspannung zu erreichen, und langsam aufstehen.

(b) Im Sitzen

➤ Patient sitzt auf einem bequemen Stuhl mit Lehne, sucht sich eine bequeme Haltung und schließt die Augen.
➤ Er stellt sich vor:

- Wo befinde ich mich im Raum?
- Wie groß ist der Abstand zur Wand, zur Decke?
- Wo befindet sich die Tür?
- Welche Geräusche kann ich wahrnehmen?

➤ Patient kehrt gedanklich zu seinem Körper zurück und nimmt nach Anleitung des Therapeuten wahr:

- Wie sitze ich auf dem Stuhl?
- Welche Körperflächen spüre ich besonders gut?
- Welche spüre ich kaum?

➤ Patient nimmt nach Anleitung in nachstehender Reihenfolge wahr:

Füße

Haben die Füße festen oder leichten Kontakt zum Boden?
Welche Stellen nehme ich besonders wahr?

Unterschenkel

Welche Form haben sie?
In Gedanken an der Innenfläche entlangfahren.

Oberschenkel
Wo haben sie Kontakt zum Stuhl? Diese Fläche gedanklich umfahren.
Kontakt zwischen Oberschenkel und Hose/Rock wahrnehmen.

Becken
Auflagefläche auf dem Stuhl erspüren (Fläche oder Punkt).
Wo berührt es den Sitz besonders leicht/schwer?

Rücken
Wo berührt er die Lehne (Fläche oder Berührungspunkt)?
Welche Teile des Rückens werden deutlich, welche weniger gespürt?

Schultern
Welcher Teil der Schultern wird deutlich gespürt?
Wie fühlen sich die Schultern an (groß, dick, schwer, leicht, spitz)?

Oberarme
Wo berührt der Oberarm den Pullover?
Oberarm in Gedanken von der Schulter bis zu dem Ellenbogen abfahren.
Welche Form hat der Oberarm?

Unterarme
Sind sie schwer oder leicht?
Wo berühren sie die Oberschenkel als Fläche/Punkt?

Hände
Welche Form haben sie? Berührung mit Oberschenkel/Lehne.
In Gedanken durch die Finger wandern.

Über Unterarme, Oberarme, Schultern zum Nacken gehen
Wie groß ist der Abstand von Schulter zu Kopf?
In Gedanken den Nacken abfahren.

Kopf
In Gedanken abstreichen.

Über Nacken, Schultern, Rücken zum Becken zurück
Wie fühlt sich der Körper an (schwer, leicht, warm, kalt, weich, fest)?
Welche Teile des Körpers spüre ich deutlich, welche weniger?

➤ Patient soll die Entspannung noch einige Zeit nachwirken lassen, dann:

Zurückkommen aus der Entspannung
Tief ein- und ausatmen, die Augen öffnen.
Dehnen und Räkeln, um eine gute Körperspannung zu erreichen.

Vergleichen
Körpergefühl vor und nach der Übung.

(c) Im Liegen – Schwerpunkt Rücken/Arme
➤ Patient liegt in Rückenlage auf einer Decke (evtl. kleines Kissen für den Kopf, warme Socken, bei Hohlkreuz kleines Kissen unter die Knie). Er soll eine für sich bequeme Lage finden und die Augen schließen.
➤ Patient stellt sich vor:
- Wo befinde ich mich im Raum?
- Wie groß ist der Abstand zur Wand, zur Decke?
- Wo befindet sich die Tür?
- Welche Geräusche kann ich wahrnehmen?

➤ Patient kehrt gedanklich zu seinem Körper zurück und nimmt nach Anleitung des Therapeuten wahr:
- Worauf liege ich?
- Liege ich bequem? Muß ich meine Lage verändern?

➤ Patient nimmt nach Anleitung in nachstehender Reihenfolge wahr:

Becken
Welche Form hat es?
Wieviel Platz nimmt es in Anspruch?

Rücken
Welche Fläche nimmt der Rücken ein?

Wirbelsäule
In Gedanken die Wirbelsäule bis zum Nacken hochgehen.
Wo liegt die Wirbelsäule auf dem Boden auf?

Schulterblätter
Welche Lage haben die Schulterblätter?
Wo berühren sie den Boden?
Welches Gewicht haben sie?

Evtl. die Schulterblätter leicht bewegen, um die Form zu erspüren.
Welche Temperatur empfinde ich in Schulterblättern/Rücken?

Rechter Arm
Hat er genügend Platz?
Wie liegt er auf?
Wo berührt der Unterarm die Unterlage?

Rechter Ellenbogen
Ellenbogen anwinkeln und Bewegungen mit dem Unterarm und der Hand ausführen, ohne den Ellenbogenkontakt zum Boden zu verlieren.
Mit der Hand wieder Kontakt zur Unterlage aufnehmen.

Finger der rechten Hand
Mit den Fingern die Beschaffenheit der Unterlage ertasten.
Mit dem Daumen die Fingerkuppen berühren. Wie fühlen sie sich an?

Rechter Arm
Wie liegt der Arm jetzt?
Welches Gewicht/welche Temperatur hat er?

Arme miteinander vergleichen
Gibt es Unterschiede im Gewicht/in der Temperatur?

Nochmals Rücken und Becken wahrnehmen (s. o.)

Linker Arm: Anweisung s. rechter Arm, evtl. Anleitung leicht variieren.

Zurückkehren über Schulterblätter, Wirbelsäule, Rücken und Becken
Auflagefläche vom Rücken einschließlich Becken wahrnehmen.

➤ Patient soll die Entspannung noch einige Zeit nachwirken lassen, dann:

Zurückkehren in den Raum
Lage im Raum wahrnehmen (s. o.).
Geräusche um sich herum wahrnehmen.

Zurückkommen aus der Entspannung
Tief ein- und ausatmen, die Augen öffnen.
Dehnen und Räkeln im Liegen und Sitzen, um eine gute Körperspannung zu erreichen, und langsam aufstehen.

2. Entspannungstraining in Anlehnung an E. Jacobson[8]

Jacobson hat die "progressive Muskelentspannung" als eigene Therapiemethode zur Entspannung beschrieben. Wir geben nachfolgend eine kurze Beschreibung der Methode und der grundsätzlichen Überlegungen.

Während der "progressiven Muskelentspannung" lernt der Patient, alle Muskeln des Körpers anzuspannen und zu lockern, also wird die Anspannung eingesetzt, um Entspannung zu erreichen. Das Grundverfahren zur "progressiven Muskelentspannung" umfaßt 16 Muskelgruppen, die nacheinander angespannt und wieder entspannt werden, wobei die Phase der Entspannung deutlich länger ist als die der Anspannung.

Im Verlauf der Behandlung werden kürzere Behandlungsformen eingeführt mit dem Ziel, die Entspannung zuletzt durch "Vergegenwärtigung" zu erreichen.

Nach Bernstein/Borkovec (1975) kann der Patient bereits in der ersten Therapiesitzung eine tiefe Entspannung erreichen. Daraus leiten wir die Möglichkeit ab, dieses Entspannungstraining auch in der Stimmtherapie einzusetzen, um dem Patienten den Unterschied zwischen An- und Entspannung zu verdeutlichen und ihm einen Weg zur Entspannung im Alltag zu zeigen (s. Kapitel XI, S. 158 f.).

ZIELE

- Lösen von Verspannungen
- Ruheförderung durch Entspannung

HINWEIS

Bei dieser Übung sind jeweils nur die Übungsschritte skizziert. Sie sind keine wörtlich zu übernehmenden Anweisungen; der Therapeut muß diese während der Übung patientengerecht formulieren.

Der Patient sollte anschließend die Möglichkeit haben, seine Wahrnehmungen zu beschreiben. Dabei ist es wichtig, daß der Therapeut darüber keine Wertung dem Patienten gegenüber äußert.

VORGEHEN

➤ Patient legt sich auf den Rücken (evtl. kleines Kissen für den Kopf, warme Socken, bei Hohlkreuz kleines Kissen unter die Knie). Er soll eine für sich bequeme Lage finden und die Augen schließen.
➤ Patient konzentriert sich auf die jeweils genannte Muskelgruppe und nimmt die unterschiedlichen Empfindungen in der An- und Entspannungsphase wahr.
➤ Auf vereinbarte Signale des Therapeuten (z.B. /jetzt/, /stop/ spannt der Patient die genannte Muskelgruppe maximal an bzw. löst die Anspannung wieder. Die Spannung soll ca. 5–7 Sekunden gehalten werden, bei den Füßen nicht länger

als 5 Sekunden. Die Entspannungsphase sollte ca. 30 Sekunden dauern. Therapeut unterstützt verbal sowohl während der An- als auch während der Entspannungsphase.
➤ Die An- und Entspannung jeder Muskelgruppe wiederholen.

Arme und Hände
1. Eine Hand zur Faust ballen – entspannen.
2. Die andere Hand zur Faust ballen – entspannen.
3. Beide Hände zur Faust ballen – entspannen.
4. Beide Arme anwinkeln und anspannen – entspannen.
5. Arme ausstrecken und auf die Unterlage drücken – entspannen.

Gesicht mit Nacken, Schultern und oberem Rücken
1. Stirn runzeln – entspannen.
2. Mittlere Gesichtspartie: Nase rümpfen und Augen zusammenkneifen – entspannen.
3. Untere Gesichtspartie und Kiefer: Zähne aufeinanderbeißen / Mundwinkel breit ziehen – entspannen.
4. Zunge gegen den Gaumen pressen – entspannen.
5. Lippen zusammenpressen – entspannen.
6. Kinn gegen die Brust drücken – entspannen.
7. Beide Schultern hochziehen – entspannen.

Brust, Bauch und unterer Rücken
1. Tief einatmen, einen Augenblick den Atem anhalten – entspannen und ausatmen.
2. Bauch nach außen drücken – entspannen.
3. Bauch einziehen – entspannen.

Beine
1. Pobacken zusammenziehen und Oberschenkel anspannen – entspannen.
2. Füße und Zehen nach unten drücken – entspannen.
3. Füße nach oben ziehen – entspannen.

➤ Entspannung genießen.
➤ Zurückholen aus der Entspannung: Therapeut zählt rückwärts von 4 bis 1; Patient soll währenddessen zunächst die Füße und Beine, dann Hände und Arme, zuletzt Kopf und Hals bewegen und die Augen öffnen.

34 Tonusregulierung – Körperwahrnehmung

3. Wahrnehmen der Körperspannung

ZIELE

- Körperspannung im Alltag wahrnehmen
- Spüren augenblicklicher Verspannungen
- Wahrnehmen unterschiedlicher Körperspannung

HINWEIS

Diese Übung läßt sich gut zwischen anderen Übungen einsetzen, um den Patienten zur Eigenkontrolle hinzuführen (s. Kapitel XI, S. 158 f).

VORGEHEN

➤ Patient soll im Sitzen oder Stehen auf die Aufforderung /stop/ in der Bewegung innehalten,
➤ dann die augenblickliche Körperspannung (evtl. Über- / Unterspannung) wahrnehmen und beschreiben.
➤ Therapeut kann dabei Hilfestellung geben, indem er bestimmte Körperteile anspricht.

4. Körpertonusregulierung

ZIELE

- Atemvertiefung / Weitung des Atemraumes
- Beleben verschiedener Körperregionen
- Lockerung
- Verstärkung der Eigenwahrnehmung

HINWEIS

Die Übung sollte nicht länger als ca. 20 Min. dauern. Der Therapeut sollte den Patienten im Verlauf der Übung genau beobachten, um die Übung ggf. abzukürzen, wenn der Patient unruhig wird. – Der Patient sollte anschließend die Möglichkeit haben, seine Wahrnehmungen zu beschreiben. Dabei ist es wichtig, daß der Therapeut darüber keine Wertung dem Patienten gegenüber äußert.

VORGEHEN

➤ Patient liegt auf dem Bauch (evtl. kleines Kissen für den Kopf), die Arme liegen seitlich am Körper, die Fußspitzen sind leicht nach innen gedreht.
➤ Therapeut kniet daneben und lockert / belebt folgende Körperregionen:

Füße und Beine
Die Füße ausstreichen, Beine ausschütteln.
Handinnenflächen an die Innenseiten der Fersen legen, beim Einatmen leichten Druck nach unten-außen geben, beim Ausatmen loslassen, abwechselnd rechts und links, aber auch gleichzeitig
vom Knie zur Fußsohle ausstreichen, Hände an die Fußinnenflächen legen, nachspüren.

Kreuzbein
Gesäßmuskeln mit lockeren Fäusten ausklopfen.
Vom Kreuzbein seitlich nach unten mit flach aufgelegten Händen kräftig ausstreichen.
Eine Hand auf das Kreuzbein legen, mit dem Einatem einen leichten Druck geben, mit dem Ausatem lösen.
Dann ein paar Atemzüge lang den Druck halten.
Beide Hände seitlich an die Hüften legen, mit dem Einatem Druck nach außen-unten geben.
Nochmals ausstreichen.
Nachspüren: eine Hand auf das Kreuzbein legen, eine an den Ellenbogen.

Taillengebiet
Von links nach rechts (und zurück) mit beiden Händen ausstreichen.
Nachspüren.

Schultergürtel
Ausklopfen, von oben nach unten ausstreichen /\ und \/ (Abb. 2).

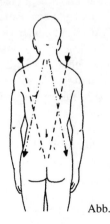

Abb. 2

Hände auf die Schulterblätter legen und die Ausatmung mit Druck unterstützen. Einige Atemzüge lang mit leichter Vibration den Druck halten, ausstreichen.

Eine Hand auf ein Schulterblatt, die andere auf das Kreuzbein legen, beim Einatmen Druck auf das Kreuzbein nach unten geben, beim Ausatmen Druck auf das Schulterblatt nach unten geben, Seiten wechseln.

Nachspüren: dabei liegt eine Hand auf dem Kreuzbein, die andere zwischen den Schulterblättern, Bezug zwischen den beiden Punkten suchen lassen.

5. Entspannung von Knie- und Fußgelenk

ZIELE

- Durchlässigkeit der Gelenke (Knie / Fußgelenk) fördern
- Vorbereitung des Stehens
- Atemvertiefung

HINWEIS

Der Patient sollte anschließend die Möglichkeit haben, seine Wahrnehmungen zu beschreiben. Dabei ist es wichtig, daß der Therapeut darüber keine Wertung dem Patienten gegenüber äußert.

VORGEHEN

➤ Patient liegt in Rückenlage.
➤ Therapeut streicht mit flachen Händen beide Beine von der Hüfte bis zu den Füßen aus; die Bewegung nicht abbrechen, sondern über die Zehenspitzen hinaus auslaufen lassen.
➤ Therapeut umfaßt dann mit den Händen das Knie, dabei liegt eine Handfläche auf der Kniescheibe, die andere in der Kniekehle, und gibt dem Patienten die Anweisung, sich in diesem Punkt zu "sammeln", d. h. mit seiner gesamten Aufmerksamkeit den Kontakt wahrzunehmen.
➤ Kurze Fußmassage: Kneten und Ausstreichen des Fußes und der Zehen.
➤ Therapeut umfaßt mit den Händen das Fußgelenk und gibt dem Patienten die Anweisung, sich in diesem Punkt zu "sammeln", d. h. mit seiner gesamtenn Aufmerksamkeit den Kontakt wahrzunehmen.
➤ Seitenwechsel.
➤ Vor dem Aufstehen soll sich der Patient dehnen und räkeln.

6. Schulter- und Nackenlockerung

ZIELE

- Entspannung
- Beleben des Nacken- und Schultergebietes
- Lockerung verspannter Schulter- und Nackenmuskulatur

HINWEIS

Die Übung sollte nicht länger als ca. 20 Min. dauern. Der Therapeut sollte den Patienten im Verlauf der Übung genau beobachten, um die Übung ggf. abzukürzen, wenn der Patient unruhig wird.

Diese Übung sollte wiederholt durchgeführt werden, um die Wirkung zu ermöglichen und zu verstärken.

Wichtig ist auch, daß der Patient Schultern und Unterkiefer locker fallen läßt; der Therapeut sollte auch während der Übung nochmals darauf hinweisen.

Der Patient sollte anschließend die Möglichkeit haben, seine Wahrnehmungen zu beschreiben. Dabei ist es wichtig, daß der Therapeut darüber keine Wertung dem Patienten gegenüber äußert.

VORGEHEN

➤ Patient legt sich auf den Rücken.
➤ Therapeut sitzt mit gegrätschten Beinen oder im Fersensitz, der Kopf des Patienten liegt in Höhe der Knie des Therapeuten.
➤ Patient schließt die Augen und versucht, den Kopf "loszulassen", indem er das Gewicht an die Unterlage abgibt.
➤ Therapeut umfaßt den Kopf mit beiden Händen hinter den Ohren, die Daumen liegen am Mastoid, die Finger im Nacken.
➤ Therapeut läßt seine Hände einen Moment in dieser Position, damit sich beide auf den Kontakt einstellen können.
➤ Therapeut nimmt den Kopf dann langsam so in die Hände, daß er nur noch auf den Händen liegt, die Hände bleiben noch am Boden.
➤ Mit behutsamem Ausstreichen des Nackens beginnen, dabei abwechselnd mit der rechten und linken flachen Hand in Schulterhöhe beginnend am Nacken in Richtung Haaransatz entlangstreichen, die Hände beginnen jedesmal etwas tiefer an der Wirbelsäule. Der Kopf soll dabei sicher in der inaktiven Hand ruhen.
➤ Beim Ausstreichen den Kopf des Patienten jedesmal ein Stück weiter vom Boden abheben, so daß sich das Kinn dem Brustbein nähert.
➤ Bevor der Kopf wieder gesenkt wird, einen Augenblick in dieser Position (Kinn nahe dem Brustbein) verweilen.
➤ Nach dem Abwärtsführen des Kopfes den Kopf vorsichtig leicht nach rechts und links drehen, dabei ruht er wieder in beiden Händen.

- Den Kopf dann noch einmal langsam nach oben führen und ihn wieder auf dem Boden ablegen.
- Beide Hände streichen den Nacken entlang nach oben aus, die Bewegung auslaufen lassen.
- Eine Hand auf das Brustbein legen und leicht abwärts (in Richtung der Füße) drücken, mit der anderen Hand gleichzeitig den Kopf in die entgegengesetzte Richtung dehnen (Daumen und Mittelfinger liegen jeweils am Mastoid an).
- Zum Schluß gleichzeitig mit je einer Hand eine Schulter bodenwärts ausstreichen.
- Evtl. zusätzlich: Die Hände in geringem Abstand über das Gesicht des Patienten halten, so daß die Wärme der Hände auf das Gesicht abstrahlt.
- Vor dem Aufstehen soll sich der Patient dehnen und räkeln.

7. Entspannung des unteren Rückens

ZIELE

- Verbesserung der Rückenauflage im Kreuzbein-Lendenwirbel-Bereich
- Beleben des Beckenraumes
- Atemvertiefung

HINWEIS

Diese Übung eignet sich besonders für Patienten mit Neigung zum Hohlkreuz.

VORGEHEN

- Patient liegt in Rückenlage und hat die Augen geschlossen.
- Er soll nach Anleitung die folgenden Körperteile wahrnehmen und ggf. bewegen:

Körperlage: Wie liegen Arme, Beine, Kopf etc. auf der Unterlage auf?

Fersen dehnen: Beim Einatmen die Fersen mit einer kleinen Bewegung vom Körper weg dehnen, beim Ausatmen lockern (dabei die Waden nicht verkrampfen!).

Knie anwinkeln und umfassen: Beim Einatmen mit den Händen die Knie an den Körper ziehen, beim Ausatmen locker lassen.

Becken kreisen: Die Knie sind angewinkelt, das Becken hebt sich etwas vom Boden, große/kleine Bewegungen, Tempo- und Richtungswechsel ausführen.

Körper diagonal fallen lassen: Die Füße aufstellen, Knie nach rechts, Kopf nach links und umgekehrt; beim Hochkommen einatmen, mit dem Ausatmen zur anderen Seite fallen lassen.

Becken-Heben: Die Füße so aufsetzen, daß die Unterschenkel senkrecht stehen; beim Einatmen das Becken heben, beim Ausatmen senken. Das Becken einige Atemzüge lang gehoben lassen, dann Wirbel für Wirbel abrollen.

Beine ausstrecken.

➤ Nachspüren.

8. Pendeln[9] (Abb. 3)

HINWEIS

Siehe Kapitel IV, Übung 9, S. 87f, und Kapitel VI, Übung 1, S. 113f.

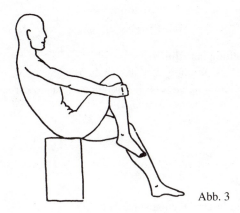

Abb. 3

(a) Position finden

ZIELE

- Eine die Wirbelsäule entlastende, entspannte Haltung finden
- Vorbereitung der Übungen (b) und (c)

HINWEIS

Diese Haltung eignet sich gut zur Entspannung und zum Ausruhen nach einer Übung (s. Kapitel XI, S. 158f).

VORGEHEN

➤ Auf dem Hocker sitzen,
➤ mit gestreckten Armen ein Knie mit den gefalteten Händen umfassen, dabei den Oberkörper etwas nach hinten neigen und eine angenehme Position suchen.

40 Tonusregulierung – Körperwahrnehmung

(b) Einspielen der Bewegung

ZIEL

- Wahrnehmen des Atemablaufes

VORGEHEN

➤ Oben beschriebene Haltung einnehmen.
➤ Durch leichtes Pendeln vor und zurück ist dann eine weitere Entspannung möglich.
➤ Atemablauf wahrnehmen, ohne ihn zu beeinflussen.

(c) Pendeln im Atemrhythmus

ZIEL

- Anpassen der Bewegung an den Atemrhythmus

VORGEHEN

➤ Oben beschriebene Haltung einnehmen.
➤ Pendeln im Atemrhythmus: Wichtig ist, daß sich die Bewegung nach dem Atemrhythmus richtet (und nicht umgekehrt), d. h. mit dem Einatem zurückschwingen und im Ausatem wieder nach vorn kommen.

9. "Kutschersitz"[10]

ZIEL

- Eine die Wirbelsäule entlastende, entspannte Haltung finden

HINWEIS

Siehe Kapitel IV, Übung 2 c, S. 84. – Diese Haltung eignet sich gut zur Entspannung und zum Ausruhen nach einer Übung. Durch die einfache Anweisung kann der Patient die Haltung auch im Alltag zum Ausruhen einnehmen (s. Kapitel XI, S. 158 f). – Diese Übung eignet sich gut für Patienten, die einen angestrengten Rücken- und Schulterbereich haben.

VORGEHEN

➤ Sich auf den Hocker setzen, die Füße stehen mehr als hüftbreit auseinander.
➤ Die Unterarme kurz vor den Ellenbogen vorne auf den Oberschenkeln ablegen.
➤ Der Rücken rundet sich, Hände und Kopf hängen locker (Abb. 4).
➤ Diese Haltung eine Weile beibehalten,
➤ sich wieder aufrichten.

Entspannung der Schulterblätter 41

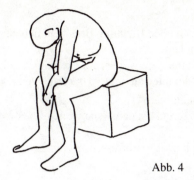

Abb. 4

10. Entspannung der Schulterblätter[11]

ZIELE

- Wahrnehmen der Schulterblätter
- Lockerung verspannter Schultermuskulatur

HINWEIS

Die Übungen (a) und (b) sind leichter als (c)! – Der Therapeut sollte den Patienten während der Übung verbal unterstützen, die Spannung wirklich einige Sekunden zu halten. – Die Übung eignet sich gut für Patienten mit Haltungsproblemen im oberen Rückenbereich.

VORGEHEN

(a) Druck gegen den Boden

➤ In Rückenlage die Schulterblätter fest gegen den Boden pressen, diesen Druck einige Sekunden lang halten,
➤ die Spannung lösen und nachspüren.
➤ Einige Male wiederholen.

(b) Schulterblätter zusammenschieben

➤ In Rückenlage die Schulterblätter langsam zusammenschieben, die Spannung für einige Zeit halten,
➤ lösen und nachspüren.
➤ Einige Male wiederholen.

42   Tonusregulierung – Körperwahrnehmung

(c) Schulterblätter sinken lassen
➤ In Rückenlage die Schultern nach oben Richtung Brustbein heben,
➤ dann im Zeitlupentempo sinken lassen.
➤ Versuchen, die Schultern auch dann noch weiter zu lockern, wenn sie bereits wieder die Unterlage berühren, als könnten sie in der Unterlage versinken.

11. Schultern spüren

ZIELE

- Beleben des vorderen Schulterbereiches
- Lockerung verspannter Schultermuskulatur
- Spüren verschiedener Qualitäten (hart / weich)
- Tonusregulierung durch Sammlung in einem Körperbereich

HINWEIS

Für diese Übung ist eine gute Sammlung und Konzentration erforderlich. – Wichtig ist, während der Übung auf eine aufrechte Haltung auch im oberen Rückenbereich zu achten. – Die Dauer der Übung sollte der Patient selbst während der Übung bestimmen. – Die Übung gemeinsam durchführen. – Der Patient sollte anschließend die Möglichkeit haben, seine Wahrnehmungen zu beschreiben. Dabei ist es wichtig, daß der Therapeut darüber keine Wertung dem Patienten gegenüber äußert.

VORGEHEN

➤ Auf dem Hocker sitzen,
➤ sich mit einer Hand die Schulter und das Schlüsselbein der gegenüberliegenden Seite streichen und kneten.
➤ "Kuhle" unter dem Schlüsselbein suchen, dort die Handmitte auflegen (Richtung der Finger: schräg nach oben außen),
➤ nachspüren,
➤ Seitenwechsel.

12. Entspannung von Kopf und Nacken[12]

ZIELE

- Lockerung verspannter Nackenmuskulatur, dadurch "Entspannung" des Kopfes
- Vorbereitung zum Aufbau der Kopfhaltung

HINWEIS

Die Bewegungen nicht zu schnell und soweit möglich gemeinsam durchführen (gilt für Übungen im Sitzen und Stehen). – Den Atem während der Übungen nicht anhalten, sondern fließen lassen, der Unterkiefer sollte möglichst locker gelassen werden.

VORGEHEN

(a) Kopfkreisen

➤ Im Sitzen oder Stehen mit dem Kopf einen Halbkreis von der linken Schulter nach vorne, weiter zur rechten Schulter beschreiben. Die Berührungsflächen des Kopfes mit dem Rumpf und die Dehnung im Nackenbereich wahrnehmen.
➤ Richtungswechsel.

Wichtig: Den Kopf nicht nach hinten kreisen! Den Kopf gut auf den Rumpf sinken lassen.

(b) Nackendehnen

➤ Den Kopf langsam zu einer Schulter sinken lassen, dort etwas ruhen, wieder aufrichten,
➤ Seitenwechsel.
➤ Einige Male wiederholen.

(c) Sich über die Schulter schauen

➤ Den aufgerichteten Kopf nach rechts oder links drehen (die Schultern sollen möglichst nicht mitbewegt werden), einen Punkt in der äußersten Drehung fixieren, kurz in der Dehnung bleiben,
➤ den Kopf wieder in die Ausgangslage zurückdrehen.

(d) Kopf-Nacken-Bereich anspannen und sinken lassen

➤ In Rückenlage den Kopf mit gedehntem Nacken so weit anheben, als wolle man den Bauchnabel sehen, die Spannung halten,
➤ den Kopf dann langsam wieder ablegen mit der Vorstellung, daß der Kopf in der Unterlage versinken kann.
➤ Nachher gähnen, um die Nackenspannung vollständig zu lösen.

(e) Kopf-Hände-Widerstand

➤ In Rückenlage den Kopf etwas anheben und die verschränkten Hände darunterlegen. Kopf und Hände üben gegeneinander Druck aus.
➤ Die Hände wegnehmen, den Kopf ablegen, dann den Kopf weiter loslassen, als könne er in die Unterlage einsinken.

(f) Kopf sinken lassen

➤ In Rückenlage den Kopf in die verschränkten Hände legen und das Gewicht an die Hände abgeben.
➤ Dann die Hände langsam anheben (sie tragen den Kopf).
➤ Danach Hände und Kopf wieder langsam sinken lassen. Kopf und Hände sinken in der Vorstellung weiter, auch wenn sie bereits die Unterlage berühren (auch als Partnerübung möglich, s. Übung 6, S. 37 f in diesem Kapitel).

13. Entspannung der Augen[13]

ZIELE

- Entspannung der Augenmuskeln
- Ausruhen nach Anstrengung der Augen

VORGEHEN

Therapeut und Patient probieren gemeinsam:

- die Augen bis auf einen kleinen Spalt zu schließen und zu blinzeln,
- von einem fixierten Punkt nacheinander nach oben, unten, rechts und links zu schauen, zwischendurch immer wieder zum Punkt zurückzukehren, mit geschlossenen Augen auszuruhen,
- mit hohlen Händen die geschlossenen Augen zu bedecken.

B. Lockerung

Die Lockerung einzelner Körperteile durch Bewegen, Massieren und Abklopfen bewirkt eine Lösung von Verspannungen und eine Weitung des Atemraumes. Die Tonusregulierung durch Bewegung und Massage kann bei schlaffer Muskulatur auch eine Heraufsetzung des Tonus bewirken. Ein gelöster und durchlässiger Körper ist Voraussetzung für den Haltungsaufbau und die weitere Atem- und Stimmarbeit.

Im folgenden sind sowohl aktive als auch passive Übungen aufgeführt. Unter passiven Übungen verstehen wir Übungen, bei denen der Patient behandelt wird und seine Aufmerksamkeit und Konzentration auf die behandelten Körperregionen lenkt.

ZIELE

- Lösen von Verspannungen
- Beweglichkeit und Durchlässigkeit der Gelenke fördern (dient als Vorbereitung auf die Durchlässigkeit für die Atembewegung)
- Verstärkung der Eigenwahrnehmung
- Verbesserung der Beweglichkeit des gesamten Körpers
- Harmonisierung des Bewegungsablaufes
- Zusammenhang zwischen Schwankungen der Stimmqualität und Veränderung der Körperspannung wahrnehmen

HINWEIS

Die Übungen in diesem Kapitel sind in ihrer Reihenfolge nicht aufeinander aufbauend, sondern wurden nach den betreffenden Körperregionen geordnet. Daher muß eine Auswahl an Übungen patienten- und störungsspezifisch getroffen werden.

Für einige der Übungen wird ein Vorgehen im Atemrhythmus beschrieben. Sollte die Arbeit im Atemrhythmus für den Patienten noch nicht geeignet sein, so ist die Durchführung der Übung auch unabhängig vom Atemrhythmus sinnvoll. Einige der Übungen werden im Kapitel "Atmung" nochmals mit anderer Zielsetzung aufgegriffen.

Der Therapeut sollte darauf achten, daß Muskelsysteme, die nicht direkt in der Übung angesprochen werden, entspannt bleiben. Häufig kann man z.B. ein Festhalten von Schultergürtel oder Unterkiefer beobachten, das die Wirkung der Übung beeinträchtigt.

Übungen zur Lockerung der Artikulationsmuskulatur sind im Kapitel VII, S. 119 f, zu finden.

1. Dehnen[14]

ZIELE

- Verbesserung der Durchblutung (wirkt kreislaufanregend)
- Beweglichkeit – auch in den Gelenken – fördern
- "Durchlässigkeit" des Körpers verbessern
- Lösen von Verspannungen
- erste "Atemarbeit"

HINWEIS

Siehe Kapitel IV, Übung 6, S. 79 f. – Wichtig: natürliche Dehnung / Bewegung vollziehen, nicht überstrecken. – Sobald diese Übung vom Patienten gut beherrscht wird, kann er sich mit dieser Übung gut auf die jeweilige Therapiesitzung einstimmen bzw. häusliches Üben damit beginnen (s. Kapitel XI, S. 158 f).

46 Tonusregulierung – Lockerung

VORGEHEN

➤ Sich im Stehen oder Sitzen mit der Einatmung in verschiedene Richtungen dehnen, dabei möglichst den gesamten Körper mit einbeziehen.
➤ Mit der Ausatmung die Spannung lösen, die Ausatmung erfolgt durch den leicht geöffneten Mund.
➤ Die Ausatmung kann auch kraftvoll auf /fff/ erfolgen.
➤ Nachspüren im Stehen oder Sitzen.

2. "Gliederkasper"[15]

ZIELE

• Lösen festgehaltener Spannungen
• Lockerung der Muskeln und Gelenke

VORGEHEN

➤ Locker stehen, Füße hüftbreit auseinander, Knie und Fußgelenke locker, Oberkörper aufrecht.
➤ Dann beginnen, leicht in den Knien zu wippen,
➤ die Bewegung langsam steigern,
➤ alle Muskeln und Gelenke locker lassen, besonders auch das Kreuzbein-Lenden-Gebiet, die Schultern und Arme und den Unterkiefer.

Vorstellungshilfe: Der "Gliederkasper" wird an einer Schnur gezogen, die (nur) den Kopf hält; Arme und Beine hängen locker herab.

3. Gehen[16]

ZIELE

• Harmonisierung eines Bewegungsablaufes
• Lockerung von Verspannungen

VORGEHEN

➤ Locker stehen.
➤ Langsam Fuß vor Fuß setzen: mit einem Fuß flach vortasten, den hinteren Fuß abrollen.
➤ Auf Lockerheit des gesamten Körpers, besonders des Kopfes und der Schultern, achten, Beckenraum wahrnehmen.
➤ Tempo und Schrittlänge allmählich steigern: "Gehen wie in einem großen Reifen" (dabei entfällt dann das flache Vortasten).
➤ Das Zusammenspiel der Glieder genießen, weiterhin auf gesamtkörperliche Lockerheit achten.

➤ Langsam wieder zur Ruhe kommen, der Patient bestimmt das Ende.
➤ Nachspüren im Stehen.

4. Lockerung der Sprunggelenke

ZIELE

- Verbesserung des Bodenkontaktes
- Beweglichkeit und "Durchlässigkeit" der Fußgelenke

VORGEHEN

➤ Locker stehen, Füße hüftbreit auseinander, die Füße sind in der Vorstellung fest mit dem Boden verbunden.
➤ Bewegungen mit verschiedenen Vorstellungen ausführen, ohne die Füße dabei vom Boden zu lösen (z. B. Skifahren, durch heißen Sand laufen etc.),
➤ die Bewegung in den Sprunggelenken wahrnehmen.

5. Gelenkbewegungen[17]

ZIEL

- Beweglichkeit und Durchlässigkeit der Gelenke

VORGEHEN

- Im Liegen Zehen und Finger im Wechsel spreizen, zusammenziehen und lokkern.
- In Rückenlage (Arme liegen seitlich des Körpers, Beine sind leicht gegrätscht) Hände und Füße so weit wie möglich nach außen drehen, die Spannung lösen, sie rollen von selbst wieder nach innen zurück.
- Im Sitz und in der Rückenlage: Strecken und Beugen beider Füße im Wechsel.
- In Rückenlage die Beine an den Bauch ziehen, abwechselnd die Beine nach oben strecken und die Fersen dehnen.

6. Rückenbehandlung

ZIELE

- Beleben des Rückens
- Lösung verspannter Schulter- und Rückenmuskulatur
- Verbesserung der "Durchlässigkeit"
- Erweiterung des Atemraumes durch Beleben des Kreuzbeines und Einbeziehen des Brustkorbes

48 Tonusregulierung – Lockerung

HINWEIS

Eignet sich gut als Übung zu Therapiebeginn, da die Übung eine allgemeine Entspannung bewirkt. – Die Übung sollte nicht länger als ca. 15 Min. dauern. Die Abschlußfrage "Wie geht es dem Rücken?" wurde bewußt so gewählt, um den Patienten auf den behandelten Körperteil anzusprechen und an dieser Stelle nicht sein allgemeines Befinden abzufragen ("Wie geht es Ihnen?"). – Auf der Wirbelsäule und im Bereich der Nierengegend darf *nicht* ausgeklopft werden!

VORGEHEN

Der Patient sitzt auf dem Hocker, Füße hüftbreit auseinander, Hände auf den Oberschenkeln; Therapeut sitzt hinter ihm und behandelt wie folgt:

(a) Schwerpunkt Schulterblätter

➤ Rücken von oben nach unten während der Ausatemphase des Patienten (2- bis 3mal) zur Kontaktaufnahme ausstreichen; dabei richtet sich der Therapeut nach dem Atemrhythmus des Patienten.
➤ Ausklopfen (lockere Faust, flache oder gewölbte Hand, Fingerkuppen) der Schulter- und Rückenpartie rechts und links der Wirbelsäule (Nierengegend aussparen!), das Kreuzbein wieder mit einbeziehen.
➤ Ausstreichen des gesamten Rückens von oben nach unten, von der Mitte nach außen an den Schultern, den Rippen und am Kreuzbein.
➤ Den Brustkorb leicht abklopfen, kürzer als den Rücken (der Therapeut steht hinter oder sitzt vor dem Patienten).
➤ Ausstreichen der Schulterpartie und der Arme, bis hin zu den Fingerspitzen.
➤ Nachspüren: Hände auf die Schulterblätter legen.
➤ Abschlußfrage: "Wie geht es dem Rücken?"

(b) Schwerpunkt Kreuzbeinbereich

➤ Abklopfen und Ausstreichen wie oben beschrieben.
➤ Nachspüren:

Eine Hand flach auf den oberen Teil der Wirbelsäule legen, die andere flach im Bereich des Kreuzbeines.

Die *untere* Hand drückt während der Einatemphase des Patienten leicht nach unten, die *obere* Hand drückt beim Ausatmen leicht nach oben.

(c) Schwerpunkt Beckenraum

➤ Abklopfen und Ausstreichen wie oben.
➤ Nachspüren:

Die Daumen des Therapeuten liegen seitlich des Kreuzbeines auf den Rückenstreckern und drücken beim Einatmen leicht nach unten.

Wenn der Atem tief im Becken ist, nur noch eine Hand flach auf das Kreuzbein legen, ständig leichten Druck nach unten geben.

(d) Gesamter Rücken
➤ Abklopfen und Ausstreichen wie oben.
➤ Nachspüren:

Die flachen Hände nacheinander auf verschiedene Stellen des Rückens legen (Abb. 5).

An jeder Stelle einen Moment verweilen, damit sich Patient und Therapeut an dieser Stelle sammeln können.

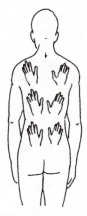

Abb. 5

7. Massage der Rückenstrecker

ZIELE
- Lockerung der Rückenstrecker
- Verbesserung der Aufrichtung durch Tonusregulierung

HINWEIS

Der Druck der Daumen sollte gleichmäßig und kräftig sein, jedoch nicht so stark, daß der Patient, um sitzenbleiben zu können, einen Gegendruck aufbauen muß.

VORGEHEN

Patient sitzt auf dem Hocker, Füße hüftbreit auseinander, Hände auf den Oberschenkeln; Therapeut sitzt hinter dem Patienten und behandelt wie folgt:

➤ Während der Ausatemphase des Patienten einmal den Rücken von oben nach unten mit flach aufgelegten Händen ausstreichen,
➤ dann die Daumen auf die Rückenstrecker legen: Bei der Ausatmung wird mit beiden Daumen eine Drehbewegung weg von der Wirbelsäule gemacht und der Rücken zur Seite hin ausgestrichen (Abb. 6), dabei richtet sich der Therapeut nach dem Atemrhythmus des Patienten.

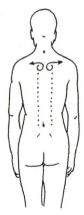

Abb. 6

➤ In dieser Weise langsam die Wirbelsäule entlang nach unten bis zum Kreuzbein behandeln.
➤ Zum Abschluß nochmals den Rücken während der Ausatemphase des Patienten von oben nach unten mit flach aufgelegten Händen ausstreichen.

8. Lockerung des Schultergürtels[18]

ZIELE

- gegenseitige Beeinflussung des Schultergürtels und der Arme verdeutlichen
- Verbesserung der Durchblutung (wirkt kreislaufanregend)

HINWEIS

Sobald diese Übung vom Patienten gut beherrscht wird, kann er sie in das häusliche Übungsprogramm übernehmen (s. Kapitel XI, S. 158 f).

VORGEHEN

(a) Pendelschwung

- Stehen mit leicht gespreizten Beinen, Knie locker,
- aus den Hüften heraus mit Schwung den Oberkörper nach rechts und links drehen, dabei aufrecht bleiben, den Kopf gerade nach vorn halten,
- Arme und Schultern loslassen, sie fliegen bei rascherem Tempo immer weiter hinaus,
- allmählich wieder zur Ruhe kommen.

(b) Kreisen der Schultern

ZIEL

- Verbesserung der Haltung durch Lockerung der Schultermuskulatur

VORGEHEN

Langsames Kreisen der Schultergelenke, dabei Betonung der Bewegung nach hinten / unten.

(c) "Teig kneten"

ZIEL

- Verbesserung der Beweglichkeit der Schulterblätter

VORGEHEN

- In vorgebeugter Sitzhaltung die Füße mehr als hüftbreit auseinander und weit nach hinten stellen.
- Den Oberkörper so weit nach vorn beugen, daß die Arme auf dem Boden hängen.
- In dieser Haltung mit den Armen große Bewegungen nach vorn unten machen, als wolle man "viel Teig in einem Trog kneten".

(d) "Äpfel pflücken"

VORGEHEN

Sich auf Zehenspitzen stellen, die Arme abwechselnd nach vorn oben dehnen, als wolle man "Äpfel pflücken". Es sollte keine Überstreckung der Arme und Schultern stattfinden.

(e) Kreisen des Schultergürtels

ZIEL

- Lockerung des oberen Rückenbereiches, der Schultern und des Nackens

HINWEIS

Nicht als Einstiegsübung geeignet, da das Loslassen des Schultergürtels schwerfällt und der Patient hier zusätzlich auf andere Körperteile achten muß.

VORGEHEN

- Im lockeren Stand Kopf und Schultergürtel seitlich hängen lassen, die Wirbelsäule gibt nach.
- Kopf und Schultergürtel beschreiben einen Halbkreis: von der Seite nach vorn, dann zur anderen Seite und in die Aufrichtung kreisen. Die Schultern führen den Kreis: Arme, Hals und Kopf folgen ohne Eigenbewegung.
- Den Kreis in die andere Richtung beginnen.

Wichtig: nicht mit dem Kopf nach hinten kreisen.

9. Lockerung der Schulterblätter

ZIELE

- Bewußtmachen der Schulterblätter
- Tonusregulierung im Bereich des Schultergürtels

HINWEIS

Nicht als Einstiegsübung geeignet, da sich Therapeut und Patient auf die Übung und aufeinander einlassen können müssen.

VORGEHEN

Patient sitzt auf dem Hocker, Füße hüftbreit auseinander, die Hände liegen auf den Oberschenkeln; Therapeut sitzt hinter dem Patienten und behandelt wie folgt:

(a) *Massieren der Schulterblätter*

- Rücken zur Kontaktaufnahme mit flachen Händen von oben nach unten während des Ausatmens ausstreichen, dabei richtet sich der Therapeut nach dem Atemrhythmus des Patienten.
- Mit Tendenz nach außen / hinten die Schulterblätter massieren.
- Mit den Fingerkuppen die Form der Schulterblätter abtasten.

(b) *Bewegen der Schulterblätter*

- Rücken zur Kontaktaufnahme ausstreichen wie oben beschrieben.
- Hände auf die Schulterblätter legen (nicht zu viel Druck gegen den Rücken ausüben).

- Der Patient bewegt die Schultern, der Therapeut geht mit, führt aber nicht!
- Der Patient entscheidet, wann er zum Schluß kommt.
- Nachspüren: Dabei bleiben die Hände des Therapeuten noch auf den Schulterblättern liegen.
- Zum Abschluß den Rücken nochmals ausstreichen wie oben beschrieben.

10. Massieren des Nacken-Schulter-Bereiches

ZIEL

- Lösen von Verspannungen im Nacken-Schulter-Bereich

HINWEIS

Während der Übung mit dem Patienten abstimmen, wieviel Druck beim Kneten und Streichen angenehm ist.

VORGEHEN

Patient sitzt auf dem Hocker, Therapeut steht hinter ihm und behandelt wie folgt:
- Kneten und Streichen des Nacken-Schulter-Bereiches des Patienten.
- Danach an den Seiten des Halses bis zum Atlas kleine, kreisende Bewegungen mit leichtem Druck ausführen.
- Nachspüren.

11. Lockerung der Schultern und Arme[19]

ZIELE

- Tonusregulierung im Bereich der Schultern und Arme
- Lösen von Verspannungen im Schulterbereich

HINWEIS

Der Patient sollte diese Übung nicht mechanisch ausführen, da nur unter Berücksichtigung der gegebenen Vorstellungshilfe eine Lösung im Schulterbereich erfolgen kann.

VORGEHEN

- Im Sitz oder Stand einen Arm gestreckt langsam vor dem Körper hoch bis zur Waagerechten anheben, den Arm auf ein gedachtes Polster legen. Arm und Schulter der anderen Seite bleiben locker hängen.

54 Tonusregulierung – Lockerung

➤ Den Arm für einige Zeit oben halten, dann plötzlich loslassen, als nehme jemand das "Polster" plötzlich weg: Der Arm fällt am Körper vorbei und schwingt aus, die betreffende Körperseite wird von der Bewegung mit erfaßt.
➤ Seitenwechsel.
➤ Zuletzt diese Übung mit beiden Armen gleichzeitig durchführen.

12. Mit den Ellenbogen malen[20]

ZIELE

- Beleben des Schultergebietes
- Erweiterung des Atemraumes

HINWEIS

Die Bewegungen dem Atemrhythmus anpassen, nicht umgekehrt!

VORGEHEN

➤ Sich im Stehen oder Sitzen die Finger auf die Schultern legen (Abb. 7).
➤ Während der Einatemphase mit den Ellenbogen in Schulterhöhe "in die Luft malen": verschiedene Bewegungen in unterschiedlichem Tempo ausführen.
➤ Während der Ausatemphase die Ellenbogen sinken lassen, in dieser Position bis zur nächsten Einatmung verweilen, dabei bleiben die Finger weiterhin auf den Schultern liegen.
➤ Patient bestimmt das Ende der Übung.

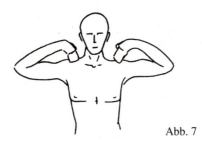

Abb. 7

13. Ausklopfen von Kreuzbein und Beinen

ZIELE

- Lockerung des Beckenbereiches
- Verbesserung des Bodenkontaktes
- Beleben der Füße und Beine
- Erweiterung des Atemraumes

HINWEIS

Eignet sich gut für zu Hause (s. Kapitel XI, S. 158 f). – Auf der Wirbelsäule und im Bereich der Nierengegend darf *nicht* ausgeklopft werden! – Die Übung sollte nicht länger als ca. 10 Minuten dauern.

VORGEHEN

➤ Auf dem Hocker sitzen, Füße hüftbreit auseinander, sich die Handgelenke lockern und mit den Handrücken (lockere Fäuste) die Kreuzbeingegend ausklopfen.
➤ Dann ein Bein von oben nach unten mit lockeren Fäusten ausklopfen. Beim Oberschenkel kann die Außenseite fester ausgeklopft werden, die Innenseite dagegen weniger; beim Unterschenkel nur die Wade ausklopfen.
➤ Einen Fuß auf den Oberschenkel des anderen Beines legen: den Fuß ausklopfen und kneten,
➤ dann mit beiden Händen das Fußgelenk umfassen,
➤ nachspüren.
➤ Das Bein aufstellen und den Oberkörper wieder aufrichten.
➤ Seitenvergleich: Werden beide Seiten jetzt unterschiedlich wahrgenommen? Was hat sich verändert?
➤ Seitenwechsel.
➤ Nachspüren.

14. Beinrollen im Hüftgelenk[21]

ZIELE

- Wahrnehmen der Hüftgelenke
- Lockerung und "Durchlässigkeit" der Hüftgelenke
- Lockerung der Beine
- Weitung des Atemraumes

VORGEHEN

➤ Sich auf den Rücken legen und die Beine ausstrecken,
➤ sich dann die flachen Hände in die Leistenbeugen legen,
➤ die Beine vom Hüftgelenk aus langsam nach außen seitwärts und wieder zurück rollen.

56 Tonusregulierung – Lockerung

15. Beckenkreisen[22]

ZIELE

- Lockerung des Beckens
- Lösen von Verspannungen im Beckenbereich
- Atemvertiefung durch Erweiterung des Atemraumes

HINWEIS

Leichter als "Beckenkippen" (s. u. Übung 16).

VORGEHEN

- ➤ Sich auf den Hocker setzen, die Füße stehen hüftbreit auseinander.
- ➤ Zunächst das Gewicht nach rechts und links verlagern, um die Sitzknochen zu spüren: Der Oberkörper bleibt dabei aufrecht und geht nur soweit wie nötig in der Bewegung mit.
- ➤ Dann das Becken vor- und zurückkippen.
- ➤ Nun die vier Richtungen in einem Kreis verbinden.
- ➤ Richtungswechsel.
- ➤ Tempo variieren.

16. Beckenkippen[23]

ZIELE

- Lockerung im Beckenbereich
- Dehnen des Kreuzbein-Lenden-Bereiches

HINWEIS

Als Vorübung eignet sich "Beckenkreisen" (s. o. Übung 15). – "Beckenkippen" im Atemrhythmus siehe Kapitel IV, Übung 6, S. 85.

VORGEHEN

- ➤ Auf dem Hocker sitzen, Füße hüftbreit auseinander, aus der Aufrichtung das Becken leicht nach hinten kippen.
- ➤ Dann das Becken wieder aufrichten: Die Aufrichtung darf nur bis zur Ausgangsposition erfolgen; keine weitere Vorwärtsbewegung von Becken und Oberkörper, da sonst Gefahr der Hohlkreuzbildung und der Anspannung im Kreuzbeinbereich; den Atem dabei nicht anhalten.

17. "Katzenbuckel"[24]

ZIELE

- Bewußtmachen des Kreuzbein-Lendenwirbel-Bereiches
- Dehnung des Rückens, einschließlich des Lendengebietes
- Erweiterung des Atemraumes

VORGEHEN

➤ Ausgangshaltung: Im Vierfüßlerstand sollen Rücken, Halswirbelsäule und Kopf eine möglichst gerade Linie bilden (Abb. 8 a).

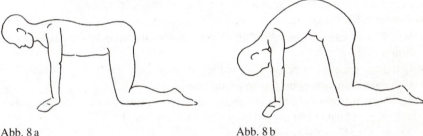

Abb. 8 a Abb. 8 b

➤ Aus der Ausgangshaltung den Rücken (d. h. das Gebiet zwischen Kreuzbeinende und Lendenwirbelansatz) nach oben zum Katzenbuckel dehnen, dabei das Kinn zur Brust nehmen (Abb. 8 b).
➤ Dann langsam zum Hohlkreuz wechseln, das Gesicht zeigt dabei schräg nach vorn oben.
➤ Mehrmals wiederholen, dann in die Ausgangsstellung zurückgehen.

18. Lockerung des Kreuzbeinbereiches durch Dehnung[3]

ZIELE

- Dehnung des Kreuzbeingebietes
- Weitung des Beckenraumes
- Erweiterung des Atemraumes

HINWEIS

Der Therapeut sollte darauf achten, daß die Übungen nicht zu schnell durchgeführt werden bzw. ggf. dem Atemrhythmus angepaßt werden. – Der Patient sollte während der Übung den Moment der Dehnung gut wahrnehmen, nicht mechanisch üben!

VORGEHEN

(a) Kreuzbeindehnen im Sitzen (Partnerübung)

➤ Sich auf dem Hocker gegenüber sitzend, umfassen die Partner gegenseitig die Unterarme dicht bei den Handgelenken. Die Füße stehen mehr als hüftbreit auseinander.
➤ Abwechselnd wird einer der Partner durch Zug des anderen vornübergeneigt und gedehnt; jeder atmet jeweils während seiner Dehnphase ein und in seiner Wechselphase (Aufrichtung) wieder aus.

(b) Rumpfbeugen

➤ Auf dem Hocker sitzen, die Füße breit auseinander und leicht nach hinten stellen.
➤ Sich dann nach vorne beugen, bis die Hände zwischen den Füßen auf dem Boden liegen (Fingerkuppen zeigen zueinander).
➤ Das Becken leicht vom Sitz abheben, das Gewicht auf die Füße ziehen, dabei bleiben die Hände dicht am Boden und die Knie gebeugt.
➤ Dehnung im Kreuzbein wahrnehmen.
➤ Sich wieder setzen und aufrichten.

(c) Kreuzbeindehnen aus dem Stand

➤ Sich vom Stand aus auf einen "unsichtbaren Balken" setzen wollen, jedoch wieder aufrichten, bevor die Sitzhaltung erreicht ist,
➤ sich dabei eine Hand flach auf das Kreuzbein legen und die Kreuzbeinaktivität wahrnehmen.

(d) "Ein alter Mann steht auf"

➤ Sich auf den Hocker setzen, die Füße stehen mehr als hüftbreit auseinander und sehr weit zurück.
➤ Das Gewicht vom Becken auf die Füße verlagern, so daß das Becken leicht vom Hocker abhebt,
➤ Kopf und Arme hängen lassen,
➤ evtl. das Gewicht von einem Bein auf das andere verlagern ("schaukeln"),
➤ sich wieder setzen.

Hilfe: Hände hinter den Knien auf die Oberschenkel stützen; durch Druck der Hände auf die Knie läßt sich das Gewicht leichter vom Hocker weg auf die Füße verlagern (Abb. 9).

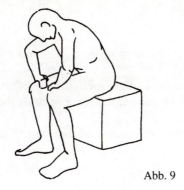

Abb. 9

19. Rückenrolle[25]

ZIELE

- Dehnung im Kreuzbein-Lenden-Bereich
- Erweiterung des Atemraumes
- "Durchlässigkeit" im unteren Rücken

VORGEHEN

➤ Sich mit angezogenen Beinen auf den Boden setzen, die Hände umfassen von außen die Unterschenkel (Abb. 10).
➤ Dann aktiv zurückschwingen,
➤ der Vorwärtsschwung soll mühelos kommen,
➤ Atem dabei nicht anhalten.

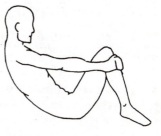

Abb. 10

20. "Wasserskilaufen"[26]

ZIELE

- Lockerheit des gesamten Körpers
- Spannungsaufbau
- Dehnung des Rückens
- Erweiterung des Atemraumes

VORGEHEN

(a) Ohne Phonation

➤ Ein elastisches Band (z. B. zwei übereinandergelegte Fahrradschläuche) in Kopfhöhe an einen Haken hängen.
➤ Im Stehen mit vorgestreckten Armen in das Band greifen und auf Distanz gehen, bis eine leicht federnde Spannung im ganzen Körper spürbar ist (bei richtiger Stellung bemerkt man ein Ziehen in den Waden).
➤ Arme aus den Schultern heraus verlängern, das Heraustreten der Wirbel spüren, bis ein Katzenbuckel entsteht.
➤ Sobald die Beugung des Rückens die Lendenwirbel erreicht, in ein federndes Kniewippen übergehen und die Fußspitzen anheben.
➤ Das Becken weiter zurücknehmen: Steißbeinwirbel werden deutlich.
➤ Übung in gleichen Schritten zurückgehen bis zur Ausgangsposition.

(b) Mit Phonation

Die gleiche Übung ist auch mit Ton möglich: in der erreichten Position wippen und dabei z. B. /Hallo/ rufen.

21. Arbeit mit dem Gymnastikball[3]

(a) Übungen zum Einstimmen

ZIELE

- vertraut werden mit dem Ball
- lockeres Sitzen auf dem Ball
- Lockerung der Arme und Schultern

HINWEIS

Lockerheit durch dynamische Stabilität, dadurch wird die Aufrichtung erleichtert.

VORGEHEN

- Das Sitzen auf dem Ball ausprobieren und genießen, die Beine stehen mehr als hüftbreit auseinander.
- Auf dem Ball wippen ("Omas Sofa"); die Arme seitlich hängen lassen.
- Vom Becken ausgehend auf dem Ball kreisen (klein / groß), die Bewegung mit dem Oberkörper jeweils leicht zur Gegenseite hin ausgleichen.

(b) Lockerung des Lendengebietes

ZIELE

- Lockerung des Lendengebietes
- Weitung des Atemraumes

VORGEHEN

➤ Sich auf den Ball setzen, die Beine stehen im rechten Winkel und etwas mehr als hüftbreit auseinander.
➤ Zunächst den Ball mit dem Becken zurückschieben, der Oberkörper fällt nach vorn zwischen die Beine (Abb. 11).
➤ Den Ball dann mit den Beinen vorholen, bis er die Fersen berührt, der Oberkörper geht zum Ausgleich nach hinten, der obere Rücken rundet sich, der Kopf bleibt aufrecht, die Arme werden waagerecht nach vorn gestreckt.
➤ Mit dem Becken den Ball zurückholen und den Oberkörper bis zur Ausgangsposition aufrichten.

Hilfe: Der Therapeut hält von hinten das Becken oder hilft, den Ball zu bewegen.

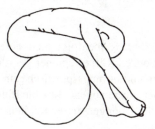

Abb. 11

(c) Partnerübung zur Lockerung des Lendengebietes

ZIELE

- Lockerung des Lendengebietes
- Weitung des Atemraumes

VORGEHEN

➤ Patient sitzt auf dem Ball, Therapeut steht davor und hält den Patienten an den Handgelenken.
➤ Patient rollt nach hinten über den Ball, bis die Beine vom Boden abheben, den Kopf dabei nach vorn hängen lassen,
➤ einen Moment in dieser Position verweilen, Dehnung des Kreuzbeines wahrnehmen.
➤ Therapeut zieht den Patienten dann wieder in die Ausgangsposition.

III. Haltungsaufbau

Der Begriff "Haltung" umfaßt mit psychischer und physischer Verfassung, dem Grad der Ermüdung und der momentanen Stimmung mehr als nur das äußere Erscheinungsbild des Menschen. Mit den Übungen zum Haltungsaufbau wird eine funktionsgerechte, flexible Haltung angestrebt, bei der sich alle Muskelgruppen in einem ausgeglichenen Spannungszustand befinden. Beweglichkeit und Durchlässigkeit des Körpers, die durch die Übungen zur Tonusregulierung erreicht worden sind, sollen dabei erhalten bleiben.

ZIELE

- Erarbeiten einer physiologischen Körperhaltung im Sitzen und Stehen
- Ausgleichen unterschiedlicher Spannungszustände im Körper
- gute Voraussetzungen für Atmung und Stimmgebung schaffen

HINWEIS

Die Übungen in diesem Kapitel sind in ihrer Reihenfolge nicht aufeinander aufbauend, sondern wurden nach den betreffenden Körperregionen geordnet. Die konkrete Auswahl an Übungen muß patienten- und störungsspezifisch getroffen werden.

Um eine in den Spannungsverhältnissen ausgewogene, flexible Haltung erarbeiten zu können, sollte eine Kombination der Übungen dieses Kapitels mit Übungen aus dem Kapitel II, S. 44 ff, erfolgen.

Der Therapeut muß bei der Erarbeitung der Haltung die individuellen anatomischen, funktionellen und psychischen Gegebenheiten des Patienten berücksichtigen und ggf. mit dem behandelnden Arzt bzw. Krankengymnasten Rücksprache halten.

Die Abbildungen 12 und 13 geben einen Überblick über die wichtigsten Körperregionen, die bei der Arbeit zum Haltungsaufbau einbezogen werden sollten. Sie können auch als Schaubild für den Patienten eingesetzt werden, um ihm die Ziele des Haltungsaufbaus zu verdeutlichen, nicht jedoch vor Beginn der Übungen, sondern eher begleitend, wenn der Patient schon einige Erfahrungen mit den Übungen zum Haltungsaufbau hat.

Die Begriffe zur Beschreibung der Haltung sind in der Wortwahl nicht zwingend einzusetzen; der Therapeut kann eigene, dem Patienten angemessene Worte zur Beschreibung wählen.

1. Erläuterungen zur physiologischen Haltung im Stehen (Abb. 12)

Der Schwerpunkt liegt in der vertikalen Ebene, die durch Schulter-, Hüft-, Knie- und Sprunggelenke führt. In der Vorstellung geht eine vertikale Achse durch die Wirbelsäule nach oben, der Scheitelpunkt ist der höchste Punkt des Körpers. Der Körperschwerpunkt befindet sich im Beckenraum.

HINWEIS

Um die Öffnung der Achselhöhlen zu erleichtern, ggf. die Vorstellungshilfe geben, daß sich jeweils ein kleiner Stoffball unter der Achselhöhle befindet.

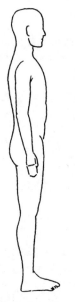

gedachter Deckenkontakt

Kopf – vom Scheitelpunkt gedachtes Gehaltensein nach oben
Nacken – frei
Kiefermuskulatur – locker

Schultergürtel – gelöst; gedachter Zug nach hinten / unten
Achselhöhlen – geöffnet
Brustbein – aufgerichtet

Bauchraum / Becken – entspannt
Kreuzbeinbereich – gelockert

Knie / Beine – gelockert

Füße – hüftbreit auseinander

Abb. 12   Bodenkontakt

2. Erläuterungen zur physiologischen Haltung im Sitzen (Abb. 13)

Die aktive Aufrichtung der Wirbelsäule gegen die Schwerkraft erfolgt über eine leichte Beckenvorlage und die Vorstellung einer vertikalen Achse durch die Wirbelsäule. Der Scheitelpunkt ist der höchste Punkt des Körpers. Der Körperschwerpunkt liegt im Beckenraum.

64 Haltungsaufbau

HINWEIS

Als vorübergehende Hilfe für die Beckenvorlage sich so auf die Hände setzen, daß sie hinter den Sitzknochen liegen. Leichtes Anwinkeln der Beine begünstigt ebenfalls Beckenvorlage. – Um die Öffnung der Achselhöhlen zu erleichtern, ggf. die Vorstellungshilfe geben, daß sich jeweils ein kleiner Stoffball unter der Achselhöhle befindet. – Die Hände liegen so auf den Oberschenkeln, daß weder die Arme gestreckt noch der Oberkörper oder Schultergürtel nach vorne gebeugt werden müssen.

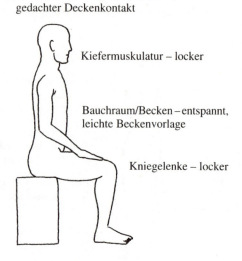

Kopf – vom Scheitelpunkt gedachte Verlängerung zur Decke
Nacken – frei

gedachter Deckenkontakt

Kiefermuskulatur – locker

Schultergürtel – gelöst
Achselhöhlen – geöffnet
Brustbein – aufgerichtet

Bauchraum/Becken – entspannt, leichte Beckenvorlage

Kreuzbeinbereich – gelockert

Sitzhöcker – guter Kontakt zur Unterlage

Kniegelenke – locker

Beine – angewinkelt

Füße – hüftbreit auseinander, Gewicht bodenwärts abgeben

Abb. 13   Bodenkontakt

3. Bodenkontakt

ZIELE

- Lockerung der Fußgelenke und Zehen
- Beleben der Füße
- Verbesserung der Durchblutung
- Wahrnehmen der Fußsohlen
- Verbesserung des Bodenkontaktes

HINWEIS

Die folgenden Übungen verbessern den Bodenkontakt und den Stand. Sie sind daher wichtige Vorübungen für den weiteren Haltungsaufbau. – Die Übungen gemeinsam durchführen. – Die Übungen in Socken (oder barfuß) durchführen (ohne Schuhe!).

VORGEHEN

(a) Füße kreisen

- *Im Sitzen:*
➤ Ein Knie mit den gefalteten Händen umfassen. Den Oberkörper dabei so weit zurücklehnen, bis eine ausbalancierte Position gefunden ist (Abb. 3, S. 39).
➤ Den freien Fuß in beide Richtungen kreisen, wieder aufstellen.
➤ Nachspüren: Seitenvergleich,
➤ Seitenwechsel.

- *Im Stehen:*
➤ Mit einer Hand festhalten,
➤ den Fuß der anderen Seite etwas anheben und in beide Richtungen kreisen, wieder aufstellen.
➤ Nachspüren: Seitenvergleich,
➤ Seitenwechsel.

(b) Wahrnehmen der Fußsohlen[27]

- *Bodenkontakt:*
➤ Locker aufgerichtet auf dem Hocker sitzen und mit der Fußsohle eines Fußes den Boden langsam ertasten,
➤ die Füße dann wieder nebeneinander stellen und nachspüren: Seitenvergleich,
➤ Seitenwechsel.

- *Mit Gegenständen:*
➤ Locker aufgerichtet auf dem Hocker sitzen oder locker stehen.
➤ Tennisball (oder Kugeln aus Holz entsprechender Größe / Kastanien) vor sich auf den Boden legen und mit der Fußsohle darüber rollen: Alle Bereiche der Fußsohle sollten im Verlauf der Übung Kontakt zum Ball haben.
➤ Den Fuß dann wieder auf dem Boden absetzen, nachspüren: Seitenvergleich,
➤ Seitenwechsel.

- *Schlurfen:*
➤ Locker stehen, langsam Fuß um Fuß vortasten (schlurfen), ohne dabei die Füße zu heben oder die Zehen zu krallen,
➤ nach einiger Zeit wieder stehenbleiben,
➤ nachspüren.

(c) Druck der Fußballen

➤ Im Sitzen nur die Fußballen aufsetzen,
➤ dann die Zehen und Fußballen nach unten drücken: Zehen spreizen sich.
➤ Den Druck wieder lösen und die ganze Fußsohle aufsetzen,
➤ nachspüren.

(d) Füße beleben

➤ Sich im Sitzen einen Fuß auf den Oberschenkel des anderen Beines legen.
➤ Sich zunächst mit den Händen den Fuß massieren,
➤ dann den Fuß mit den Händen im Fußgelenk bewegen,
➤ den Fuß mit lockeren Fäusten ausklopfen und ausstreichen,
➤ nachspüren: dabei umfassen die Hände den Fuß.
➤ Den Fuß wieder auf den Boden setzen,
➤ nachspüren: Seitenvergleich,
➤ dann Seitenwechsel.

(e) "Umrisse" wahrnehmen[28]

➤ Locker stehen, Füße hüftbreit auseinander,
➤ in Gedanken die Umrisse eines jeden Fußes umfahren,
➤ aus den Umrissen heraussteigen, sich die gedachten Konturen ansehen und wieder in diese einsteigen.

(f) Stehen auf einer Keule, Vorübung zu (g)[29]

➤ Einen Fuß auf eine Keule stellen: Die Ferse schließt mit dem unteren Ende der Keule ab, der Hals der Keule liegt zwischen dem Großzeh und den anderen vier Zehen (Abb. 14).
➤ Das Körpergewicht soweit wie möglich auf die Keule verlagern, der andere Fuß bleibt dabei auf dem Boden stehen.
➤ Beschaffenheit und Form der Keule wahrnehmen.
➤ Den Fuß wieder auf den Boden stellen,
➤ nachspüren: Seitenvergleich.
➤ Seitenwechsel.

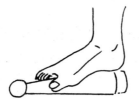

Abb. 14

(g) Stehen auf zwei Keulen

➤ Sich mit beiden Füßen auf Keulen stellen: Die Ferse schließt mit dem unteren Ende der Keule ab, der Hals der Keule liegt zwischen dem Großzeh und den anderen vier Zehen (Abb. 14). Die Knie bleiben locker, Füße etwas auseinander.
➤ Sich nach einer Weile wieder auf den Boden stellen,
➤ nachspüren: Auflagefläche der Füße vor und nach der Übung vergleichen.

4. Aufrichtung der Wirbelsäule

ZIELE

- Bewußtmachen der Wirbelsäule
- Lockerung der Wirbelsäule durch Bewegung
- Spannungsausgleich im Bereich des Rückens
- Kräftigung der Rückenstrecker

HINWEIS

Bei allen Übungen sollte der Therapeut den Patienten erinnern, immer wieder auf guten Bodenkontakt und Lockerheit in den Gelenken zu achten. – Bei jeder Aufrichtung ist der Hinweis auf den "gedachten Deckenkontakt" hilfreich.

VORGEHEN

(a) "Wippen" [30]

➤ Im Sitzen den Oberkörper vorbeugen, die Arme zwischen den Knien pendeln lassen, den Kopf hängen lassen, die Hände berühren den Boden,
➤ mit dem Oberkörper leicht nachwippen.
➤ Dann vom Kreuzbein her langsam aufrichten, Arme und Kopf locker hängenlassen, das Brustbein und zuletzt den Kopf aufrichten,
➤ die Hände liegen auf den Oberschenkeln.
➤ Wahrnehmen, wie sich das Gewicht bei der Aufrichtung auf beide Sitzhöcker verteilt, auf leichte Beckenvorlage achten.

(b) Wirbelbeuge (Abb. 15)[31]

➤ Mit lockeren Knien stehen, die Füße hüftbreit auseinander.
➤ Nacheinander der Schwere des Kopfes, der Schultern, der Arme und des Rumpfes nach vorn unten nachgeben, bis der Oberkörper in den Hüftgelenken leicht federnd abgefangen wird und auspendelt.
➤ Die Knie bleiben weiterhin locker und werden etwas stärker gebeugt.
➤ Therapeut kann durch leichten Druck mit einer Hand auf das Kreuzbein des Patienten das Federn unterstützen bzw. den Oberkörper des Patienten leicht federnd

nach rechts und links bewegen (Hände des Therapeuten liegen dabei seitlich am Becken).
➤ Sehr langsam, an der Lendenwirbelsäule beginnend, die gesamte Wirbelsäule wieder aufrichten, bis Rumpf, Schultergürtel, Hals und zuletzt der Kopf wieder aufgerichtet sind.

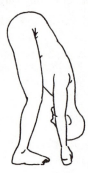

Abb. 15

Hilfen zur Aufrichtung:
• Therapeut streicht mit der flachen Hand jeweils an der Stelle, an der der Patient gerade die Wirbelsäule aufrichtet, ein Stück von oben nach unten die Wirbelsäule aus; er geht so mit seinen Händen die Wirbelsäule entlang, bis die Aufrichtung des Nackens erreicht ist.
• Vorstellung für den Patienten: Die Wirbelsäule richtet sich auf wie ein "sich entrollendes Farnblatt".

(c) Aufrichtung der Wirbelsäule aus dem Hocksitz[32]
➤ Im Hocksitz auf dem Boden beide Knie mit den Händen umfassen.
➤ Langsam Wirbel für Wirbel in die Rückenlage rollen, dabei zunächst die Lendenwirbelsäule gegen den Boden drücken und bewußt Wirbel für Wirbel abrollen.
➤ Dann wieder in die Ausgangslage zurückkommen.

5. "Stehendes Pendel"

ZIELE
• Spannungsausgleich verschiedener Muskelgruppen
• Wahrnehmen des Zusammenspiels mehrerer Muskelgruppen
• Finden des Körperschwerpunktes
• Erfahren des Zusammenhanges von Atmung und Bewegung
• Aufrichtung der Wirbelsäule

HINWEIS

Während der Übungen auf guten Bodenkontakt der ganzen Fußsohle und Lockerheit in den Fußgelenken achten; Unterkiefer lösen und den Atem fließen lassen.

VORGEHEN

(a) Körperschwerpunkt verlagern[33]

➤ Locker stehen, Füße etwas weniger als hüftbreit auseinander.
➤ Den Körperschwerpunkt vor- und zurückverlagern bzw. nach rechts und links schwingen. Sich für die Umkehr der Bewegung vom Körper leiten lassen, er schwingt im rechten Moment von selbst zurück. Locker bleiben in Beinen, Becken und Schultern!

Gegenprobe:
- Sich "stocksteif" machen, Knie durchdrücken.
- Den Körperschwerpunkt so weit nach vorn bzw. hinten verlagern, daß Anspannung deutlich wird und der Kontakt der Fußsohlen zum Boden verlorengeht.
- Während der Bewegung den Atem anhalten.

(b) Kreisen[34]

➤ Den Körper über den Füßen kreisen, die Füße stehen dabei etwas weniger als hüftbreit auseinander.
➤ Den Körperschwerpunkt ausbalancieren: dafür die Kreisbewegung immer kleiner werden lassen, den Kopf aufrichten (Vorstellungshilfe: Ein Faden, der am Scheitelpunkt ansetzt, hält den Kopf locker aufgerichtet).

6. Ausgleichen des Hohlkreuzes

ZIELE

- Wahrnehmen des unteren Rückenbereiches
- Lockerung der Lendenwirbelsäule
- Im Liegen: Verbesserung der Rückenauflage im Lendenwirbelbereich
- Erweiterung des Atemraumes

HINWEIS

Für Patienten mit Problemen im Kreuzbein-Lendenwirbel-Bereich können die Übungen unangenehme Wirkung haben, daher nicht zu lange üben und im Anschluß eine Übung zum Ausgleich anbieten (z.B. "Wirbelbeuge", "Schaukelsitz", "Päckchen-Liegen", "Kutschersitz"). – Die Übungen sollten in jedem Fall öfter angeboten werden, um eine positive Wirkung zu erzielen.

70 Haltungsaufbau

VORGEHEN

(a) Rückenkontakt zur Wand

➤ Patient sitzt auf einem Hocker nahe der Wand, so daß Kreuzbein und Schulterblätter die Wand berühren.
➤ Therapeut legt im unteren Rückenbereich zwei weiche Bälle (Tennisballgröße) rechts und links der Wirbelsäule zwischen Wand und Rücken.
➤ Patient soll den Kontakt zu den Bällen und der Wand wahrnehmen.
➤ Therapeut entfernt die Bälle nach einer Weile wieder.
➤ Nachspüren: Hat sich der Kontakt des Rückens zur Wand verändert?

(b) Arbeit mit Reissäckchen

➤ Patient liegt auf dem Rücken.
➤ Therapeut legt zwei kleine Reissäckchen rechts und links der Wirbelsäule im unteren Lendenwirbelbereich unter den Rücken des Patienten (nicht in die Nierengegend!).
➤ Patient soll den Kontakt und die Qualität des Kontaktes (angenehm / unangenehm) wahrnehmen.
➤ Therapeut entfernt die Säckchen nach einiger Zeit wieder.
➤ Nachspüren: die veränderte Rückenauflage wahrnehmen und beschreiben.

(c) Abrollen der Wirbelsäule[3]

HINWEIS

Die folgende Übung sollte nur eingesetzt werden, wenn der Patient nicht zu schwer ist und das Heben für den Therapeuten keine Schwierigkeit bedeutet.

VORGEHEN

➤ Patient liegt auf dem Rücken.
➤ Therapeut stellt sich breitbeinig in Höhe der Füße über den Patienten und greift mit beiden Armen unter die Kniekehlen des Patienten (Abb. 16a).
➤ Therapeut zieht nun langsam den Körper des Patienten an den Beinen hoch, bis nur noch die Schulterblätter aufliegen (Abb. 16b).
➤ Er legt dann den Rücken des Patienten Wirbel für Wirbel ab und stellt die Beine angewinkelt ab.
➤ Patient spürt nach: Kontakt des Rückens zum Boden wahrnehmen.

(d) Runden des Lendengebietes[35]

VORGEHEN

➤ In Rückenlage ein Bein so weit anziehen, daß das Knie bei gestreckten Armen mit den Händen umfaßt werden kann.

Ausgleichen des Hohlkreuzes 71

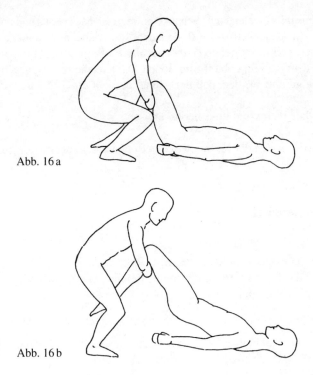

Abb. 16a

Abb. 16b

➤ Nun das gebeugte Knie vom Körper wegdrängen: Die Wirbelsäule rollt im Lendengebiet weich ab, und der Oberkörper kommt gerundet höher.
➤ So weit nach vorn kommen, bis auch die Lendenwirbelsäule langsam Wirbel für Wirbel vom Boden abrollt.
➤ Langsam zurückrollen, dabei zuerst die Lendenwirbelsäule gegen den Boden drücken und den Rücken langsam wieder Wirbel für Wirbel ablegen,
➤ nachspüren,
➤ Seitenwechsel.

(e) "Beckenschaukel"[36]

VORGEHEN

➤ Patient liegt auf dem Rücken, die Arme liegen seitlich auf dem Boden: Kontakt der Wirbelsäule zum Boden erspüren und den Hohlraum (besonders im Bereich der Lendenwirbel) wahrnehmen.
➤ Die Knie Richtung Bauchnabel anheben und die Unterschenkel kreuzen,
➤ das Kinn leicht zur Brust kippen, um Anspannung im Hals zu verhindern,

72 Haltungsaufbau

- ➤ dann die Knie mit einer leichten "Schaukelbewegung" nach rechts und links führen, Schultern und Arme bleiben am Boden, den Atem dabei nicht anhalten,
- ➤ danach von der Mitte ausgehend mit den Knien einen möglichst großen Kreis beschreiben, der Oberkörper bleibt am Boden. Die Kreisbewegung darf nur so weit nach außen geführt werden, daß der Atemfluß nicht durch Anstrengung beeinflußt wird.
- ➤ Je einige Male rechts und links herum kreisen,
- ➤ dann langsam die Beine ablegen.
- ➤ Nachspüren: Hat sich der Raum zwischen Boden und Lendenwirbelbereich verändert?

7. "Marionettengriff"[3]

ZIELE

- Aufrichtung der Halswirbelsäule und des Kopfes
- Erarbeitung der Eigenkontrolle für die Aufrichtung des Kopfes
- Lockerheit von Kopf und Nacken

HINWEIS

Eignet sich gut im Anschluß an "Rückenbehandlung" (s. Kapitel II, Übung 6, S. 47 f) oder "Wippen" (s. Übung 4a, S. 67, in diesem Kapitel).

VORGEHEN

- ➤ Patient sitzt auf dem Hocker; Therapeut steht mit gebeugten Knien dicht hinter ihm, als wolle er sich mit auf den Hocker setzen: Die Ellenbogen des Therapeuten zeigen oberhalb der Schultern des Patienten nach vorn.
- ➤ Therapeut legt die Daumenballen an die Mastoide des Patienten: Die Hände liegen mit gefächerten Fingern hohl (!) über den Ohren.
- ➤ Therapeut richtet den Rücken des Patienten durch leichten Zug am Kopf auf und fordert dann den Patienten auf, das Becken leicht nach vorn zu kippen.
- ➤ Therapeut richtet den Kopf des Patienten durch leichtes Bewegen auf: Der Scheitelpunkt soll der höchste Punkt des Körpers sein.
- ➤ Patient soll dann das Gewicht an den Hocker abgeben, sich aber weiterhin oben gehalten fühlen: diesen Gegenzug einen Moment lang wahrnehmen.
- ➤ Therapeut sollte dann das Loslassen des Kopfes vorher ankündigen (!). Patient sollte die Aufrichtung mit der Vorstellung beibehalten, daß der Kopf von Fäden oben gehalten wird: "Marionettengefühl" des Kopfes.

Nach der Übung kann der Therapeut die Lockerheit im Nacken überprüfen: Er legt eine Hand in den Nacken und eine Hand flach auf die Stirn des Patienten. Er bewegt den Kopf des Patienten waagerecht leicht hin und her und sucht die Mittelposition. Auf Lockerheit der Kiefermuskulatur hinweisen.

8. "Marionettengefühl" des Kopfes[37]

ZIELE

- Finden der richtigen Kopfposition
- Lockerheit von Kopf und Nacken

HINWEIS

Die Kopfhaltung ist unmittelbar abhängig von der elastischen Stabilität und Aufrichtung der Wirbelsäule, daher muß zunächst eine gute Haltung im Sitz und Stand erreicht werden, damit die Aufrichtung und frei bewegliche Haltung des Kopfes möglich sind. – Eignet sich im Anschluß an alle Aufrichtungsübungen für die Wirbelsäule im Sitzen und Stehen.

VORGEHEN

➤ Locker aufgerichtet auf dem Hocker sitzen, Füße hüftbreit auseinander, die Hände liegen auf den Oberschenkeln: auf guten Bodenkontakt, Aufrichtung des Beckens und der Wirbelsäule achten.
➤ Dann die Aufmerksamkeit auf Nacken und Kopf lenken und sich wie von an den Mastoiden ansetzenden Fäden hochziehen lassen: Der Oberkörper richtet sich auf, der Kopf fühlt sich gehalten.
➤ Die Schultern nicht hochziehen, gedachter Gegenzug nach hinten unten.
➤ Um die Stabilität der Aufrichtung (Gegenspannung zwischen Beckenkontakt zum Hocker und gedachtem Deckenkontakt) zu erreichen, darauf achten, das Körpergewicht nach unten "abzugeben".

9. Vorstellungshilfen zur Kontrolle der Kopfaufrichtung

HINWEIS

Bei allen Vorstellungshilfen ist auf Lockerheit von Kiefermuskulatur und Zunge zu achten!

VORGEHEN

Erinnerungsvorschläge für den Patienten zu Hause / im Alltag erarbeiten. Gemeinsam mit dem Patienten mehrere Vorstellungshilfen ausprobieren und ihn auswählen lassen, mit welcher Hilfe er gut zurechtkommt (s. Kapitel XI, S. 158 f).

Beispiele:
- ein Buch auf dem Kopf balancieren
- Sitzen in der Badewanne; Kopfhaltung so, daß der Haaransatz nicht naß werden kann; den Kopf locker nach beiden Seiten drehen. – Gegenprobe: Zähne fest zusammenbeißen, Zunge anspannen, dann probieren, ob Kopfdrehung noch leicht möglich und angenehm ist
- in der Vorstellung heimlich eine Krone tragen
- über einen Zaun hinweg eine Landschaft genießen, dabei den Kopf nicht nach vorne strecken

10. "Stativ"[38]

ZIELE
- Aufrichtung der Halswirbelsäule
- Lösen der Schultern

HINWEIS

Der Therapeut sollte auf die Lockerheit des Unterkiefers hinweisen. Bei der Aufrichtung ist der Scheitelpunkt als höchster Punkt des Körpers zu beachten. – Die Übung gemeinsam durchführen.

VORGEHEN
➤ Im Stehen die Schultern soweit wie möglich zum Kopf anheben,
➤ die Spannung kurz halten,
➤ dann die Schultern im Zeitlupentempo weit sinken lassen in der Vorstellung, daß die Hände den Boden erreichen können, jedoch ohne dabei die Schultern nach unten zu drücken: Das Hals-Nacken-Gebiet geht "wie ein Stativ" nach oben.

11. Aufrichtung des Brustbeins

ZIELE
- Aufrichtung des Brustbeins
- Aufrichtung des oberen Rückens
- Erweiterung des Atemraumes

VORGEHEN

(a) Armschwung

Schwung der Arme nach hinten, mit geraden Armen oder angewinkelten Unterarmen, beide Arme sind dabei auf Schulterhöhe.

(b) Dehnen mit Hilfe der Ellenbogen

➤ Die Arme hinter dem Kopf verschränken,
➤ Ellenbogen einzeln oder gleichzeitig nach hinten dehnen,
➤ nach vorn wieder locker lassen,
➤ mehrmals wiederholen.

(c) "Kreuzgriff"

Berühren der Fingerspitzen auf dem Rücken, indem die eine Hand von oben und die andere von unten greift (je ein Ellenbogen zeigt auf- bzw. abwärts). Die untere Hand liegt mit dem Handrücken am Rücken, die obere mit der Handfläche.

(d) Gegeneinanderdrücken der Schulterblätter

Im Sitz auf dem Hocker die Schulterblätter nach hinten zusammenpressen, dann den Rücken ganz rund machen. Zwischen den beiden Extremen eine angenehme Position suchen lassen.

(e) "Fenster öffnen"

➤ Locker stehen, Füße hüftbreit auseinander. Die Hände in Schulterhöhe vor den Körper halten.
➤ Dann die Hände im Halbkreis zu beiden Seiten führen, bis Hände, Schultern und Oberkörper eine gerade Linie bilden: als wolle man Fensterläden öffnen.
➤ Dann Hände und Arme herunternehmen und die Schultern in dieser Position lassen (sie sollen nicht wieder nach vorne "zusammenfallen").

(f) Vorstellungshilfe

Sich im Sitzen einen Faden vorstellen, der am Brustbein ansetzt. Dieser zieht in der Vorstellung nach vorne: Die Aufrichtung und Lockerheit des Oberkörpers sollten erhalten bleiben, der Körperschwerpunkt bleibt im Beckenraum.

IV. Atmung

Die Atmung hat sowohl eine starke Verbindung zu den vegetativen Funktionen des Körpers als auch zu den psychischen Vorgängen. "So wird es verständlich, daß es fast keine Geschehnisse innerhalb unseres Körpers gibt, die nicht irgendwie mit der Atmung gekoppelt sind" (Aderhold 1983). Die Atemarbeit berührt ihrerseits jedoch auch die körperlichen und psychischen Vorgänge.

Für die Stimmgebung hat der Ausatemstrom die Funktion des Tonträgers. Je konstanter der Ausatemstrom geführt wird, um so besser werden Klang, Resonanz und Tragfähigkeit der Stimme.

Für die Wahrnehmung und Veränderung der Atmung sind Weite und Durchlässigkeit des Körpers Voraussetzung. Die Atemarbeit im Rahmen der logopädischen Stimmtherapie strebt das Erfahren der Atemräume, der Atemqualität, des Atemrhythmus und der Situationsabhängigkeit der Atmung an. Sie sollte eng gekoppelt sein mit Übungen aus den Bereichen Selbstwahrnehmung, Tonusregulierung und Haltungsaufbau.

ZIELE

- erste Atemerfahrung
- Erfahren, daß die Atembewegung in verschiedenen Regionen des Körpers spürbar sein kann
- Abbau der Hochatmung zugunsten der costoabdominalen Atmung
- Aktivierung des Zwerchfells als Hauptatemmuskel und der Atemhilfsmuskulatur

HINWEIS

Dieses Kapitel ist in 3 Abschnitte gegliedert, die aufeinander aufbauen. Daher ist es sinnvoll, die Reihenfolge beizubehalten.

Innerhalb der Abschnitte sind die Übungen als Angebot zu verstehen, aus dem der Therapeut die Übungen individuell für jeden Patienten auswählen sollte.

Die Übungen gemeinsam durchführen.

Während der Übungen darf die Atmung nicht bewußt gesteuert oder forciert werden. Fällt dies dem Patienten schwer, die Übung beenden und zunächst / zwischendurch Übungen mit anderer Zielsetzung anbieten, z. B. Lockerungsübungen.

Der Patient sollte anschließend die Möglichkeit haben, seine Wahrnehmungen zu beschreiben, dabei ist es wichtig, daß der Therapeut darüber keine Wertung dem Patienten gegenüber äußert und ihn nicht durch suggestive Fragestellung auf erwünschte Ziele / Antworten hinlenkt.

A. Atemwahrnehmung

1. Ruheatmung

ZIELE

- Wahrnehmen der Ruheatmung
- Erfahren des Atemrhythmus
- Wahrnehmen des Zusammenhanges zwischen Atemgeschehen und Bewegung der Bauchdecke

VORGEHEN

(a) Rückenlage

➤ Sich bequem auf den Rücken legen und sich eine Hand flach auf die Bauchdecke legen,
➤ die Bewegung der Bauchdecke und den Atemrhythmus wahrnehmen.

(b) Sitzen

➤ Locker aufgerichtet auf dem Hocker sitzen und sich eine Hand flach auf den Bauch legen,
➤ die Bewegung der Bauchdecke und den Atemrhythmus wahrnehmen.

(c) Stehen

➤ Locker stehen und sich eine Hand flach auf den Bauch legen,
➤ die Bewegung der Bauchdecke und den Atemrhythmus wahrnehmen.

2. In welche Atemräume geht die Atembewegung?[39]

ZIEL

Wahrnehmung der Atembewegung durch Aufmerksamkeitslenkung auf verschiedene Körperregionen

VORGEHEN

➤ Locker aufgerichtet auf dem Hocker sitzen,
➤ sich die eine Hand flach auf den Brustkorb, die andere auf den Bauch legen.
➤ Die Atembewegung wahrnehmen und, während die Hände dort liegenbleiben, beobachten, in welchen Räumen die Bewegung zu spüren ist:

78 Atmung – Atemwahrnehmung

- Brustraum
- Bereich des Nabels
- Unterbauch
- Flanken
- Bereich der Schulterblätter
- Nierengegend
- Kreuzbein-Lenden-Bereich

3. Wahrnehmung der Atmung im Brust-Bauch-Bereich[40]

ZIEL

Wahrnehmung der Atembewegung durch Aufmerksamkeitslenkung und Kontakt zu verschiedenen Körperregionen

HINWEIS

Darauf achten, daß der Schultergürtel locker bleibt.

VORGEHEN
- ➤ Locker aufgerichtet auf dem Hocker sitzen.
- ➤ Sich eine Hand flach auf den Bauch, die andere zunächst flach unter das Schlüsselbein, dann unter die Achselhöhle der gleichen Seite legen.
- ➤ Atembewegung unter den Händen wahrnehmen.
- ➤ Seitenwechsel.
- ➤ Jetzt nacheinander die Handmitte auf das Brustbein, dann die Handflächen weich an den seitlichen Brustkorb, auf die Bauchdecke und zuletzt in die Leistenbeugen legen,
- ➤ jeweils wahrnehmen, ob Atembewegungen spürbar sind.
- ➤ Die Hände mit gespreizten Fingern auf den Bauch legen: Daumen an die Rippen, die kleinen Finger in Richtung der Leistenbeuge.
- ➤ Einzelne Finger hochnehmen, um die Atembewegung unter den anderen deutlicher wahrzunehmen.

4. Wahrnehmung der Atmung im Rücken[41]

ZIEL

Wahrnehmung der Atembewegung durch Aufmerksamkeitslenkung und Kontakt zu verschiedenen Körperregionen

VORGEHEN
- ➤ Locker aufgerichtet auf dem Hocker sitzen.
- ➤ Die Handrücken nacheinander auf verschiedene Partien des Rückens legen: Taillenbereich, Kreuzbeinbereich, Lendenbereich.
- ➤ Sind Atembewegungen unter der Hand wahrzunehmen?

5. Atemwahrnehmung mit Vorstellungshilfen

ZIEL

Wahrnehmung der Situationsabhängigkeit der Atembewegungen

HINWEIS

Die Beispiele sollten individuell für jeden Patienten ausgewählt werden.

VORGEHEN
- ➤ Patient sitzt oder steht locker.
- ➤ Therapeut gibt nacheinander einige Bilder oder Situationen vor, in die sich der Patient gedanklich hineinversetzen soll.
- ➤ Während jeder gedanklichen Vorstellung (ca. 1 Min. lang) soll der Patient wahrnehmen, wo Atembewegungen spürbar sind und
- ➤ später die Atemerfahrungen der verschiedenen Situationen miteinander vergleichen.

Beispiele:
- Spaziergang am Strand oder im Wald
- ausruhendes Sitzen als Entspannungshaltung
- einen schönen Film ansehen
- Warten, z. B. beim Zahnarzt, vor einer unangenehmen Besprechung etc.
- aufregende Nachrichtensendung hören oder ansehen
- Warten in einer Schlange, z. B. an der Kasse, wenn man es sehr eilig hat

6. Nach Dehnung die Atmung beobachten[42]

ZIELE
- Lockerung der gesamten Körpermuskulatur
- Erweiterung des Atemraumes
- Wahrnehmen der Atemveränderung nach Bewegung

80   Atmung – Atemwahrnehmung

HINWEIS

Siehe Kapitel II, Übung 1, S. 45 f. – Natürliche Dehnung / Bewegung vollziehen, nicht überstrecken.

VORGEHEN

- ➤ Sich im Stehen, Sitzen oder Liegen ausgiebig dehnen und räkeln,
- ➤ die Dehnung mit Gähnen und die Lösung mit stimmhafter Ausatmung begleiten,
- ➤ dann ausruhen und nachspüren: Was ist bezüglich der Atmung geschehen?

7. Veränderung der Atmung durch Bewegung[43]

ZIELE

- Anregung von Atmung und Kreislauf
- Wahrnehmen der Atemveränderung nach Bewegung

HINWEIS

Die Übungen individuell für jeden Patienten auswählen! Hier sollte der Therapeut besonders darauf achten, für welche Patienten diese Übungen geeignet sind – den Patienten nicht überanstrengen! Die Übungen nur so weit durchführen, wie sie dem Patienten angenehm sind.

VORGEHEN

Gemeinsam mit dem Patienten eine Auswahl aus folgenden Übungsmöglichkeiten durchführen. Nach jeder Aktivität die Atmung wahrnehmen. Die folgenden Beispiele dienen als Anregung:

- Auf der Stelle laufen, zwischendurch die Knie anheben oder mit den Fersen den Po berühren, Tempowechsel;
- Waldlauf oder Skilanglauf imitieren, Treppensteigen;
- Seilhüpfen in verschiedenen Variationen, Tempo- und Rhythmuswechsel;
- in Rückenlage mit den Armen die Knie umfassen, dabei Oberkörper und Kopf anheben und so klein wie möglich werden, in schnellem Wechsel dann wieder in die Rückenlage kommen;
- in der Hocke sitzen und beide Ellenbogen mit den Händen umfassen, dann in den Zehenstand gehen und beide Arme nach oben strecken, nachfedernd zurück in die Hocke gehen, den Ablauf wiederholen;
- aus der Seitenlage heraus einen Arm und ein Bein nach oben strecken und in die Ausgangslage zurückkommen, der andere Arm liegt gestreckt unter dem Kopf, die Übung non-stop einige Male wiederholen, Seitenwechsel;

- Radfahren in verschiedenen Variationen (d. h. im Sitzen und aus der Rückenlage), auch mit intensivem Beugen und Strecken der Fußgelenke, Tempo- und Richtungswechsel.

8. Einatmung in der Atemmittellage durch Intention[44]

Intention bedeutet ein gedankliches Einstellen / Hinwenden auf eine Situation oder Handlung vor dem Bewegungsablauf. Durch diese gesteigerte Aufmerksamkeit wird eine mittlere Körperspannung aufgebaut, im "Bereich der Atemmuskulatur bewirkt dies eine Einatmungstendenz" (Coblenzer/Muhar 1986). Die Einatmung erfolgt im Bereich der Atemmittellage. – Die Atmung soll bei diesen Übungen als Begleitempfindung wahrgenommen werden. Diese Wahrnehmung ist eine Voraussetzung für das Einhalten der Atemmittellage bei Phonation (s. Kapitel VI, S. 101 ff).

ZIELE

- Einatmung im Bereich der Atemmittellage
- Geschehenlassen und Wahrnehmen der Einatmung
- Weitung des Atemraumes
- Veränderung der Atmung durch Intention

HINWEIS

Einatmung durch Intention kann über alle Sinne erfolgen (Sehen, Hören, Riechen, Tasten). Wir haben nachfolgend nur zwei Beispiele aufgeführt. – Die Übungen gemeinsam durchführen.

VORGEHEN

(a) Lauschen

Locker auf dem Hocker sitzen und sich vorstellen, daß es an der Tür klopft. Sich erstaunt zur Tür wenden und aus dieser Situation heraus neugierig fragen: "Wer ist dann da?" (Intentional bedingte Einatmung erfolgt nur dann, wenn die Bewegung nicht mechanisch, sondern im Situationszusammenhang geschieht.)

(b) Dirigieren

In der Vorstellung, einem *Orchester den Einsatz zu geben,* die Arme heben. (Einatmung erfolgt vor muskulärer Aktion durch Intention.) – Gegenprobe: Locker stehen und die *Arme heben* (Luft strömt ein), einige Sekunden halten. Dann die Arme senken (Luft strömt aus). (Atmung folgt nach muskulärer Aktion.)

   Therapeut und Patient probieren gemeinsam die beschriebenen Bewegungen aus. Der Patient soll beide Bewegungsqualitäten miteinander vergleichen.

9. Beobachtungsaufgabe

ZIELE
- Verstärkung der Eigenkontrolle über die Atmung
- Schaffen einer Basis für Veränderungen
- Wahrnehmen von Verspannungen, die den Atemfluß behindern

HINWEIS

Eignet sich als häusliche Beobachtungsaufgabe (s. Kapitel XI, S. 158 f.).

VORGEHEN

Der Patient soll beobachten, ob bei alltäglichen Handlungen (z. B. Zähneputzen, Aufheben von leichten Gegenständen) der Atem angehalten wird.

B. Atemraum erschließen

ZIELE
- Verbesserung der "Durchlässigkeit" des Körpers im Bereich des Beckens, des Kreuzbein-Lenden-Bereiches und des Bauchraumes
- Atemvertiefung
- Erweiterung des Atemraumes durch Dehnung des Kreuzbein-Lenden-Bereiches

HINWEIS

Die Übungen sind nur dann sinnvoll, wenn der Patient die Atembewegung wahrnehmen kann, ohne sie zu beeinflussen.

1. Dehnen in verschiedene Richtungen

HINWEIS

Siehe Kapitel II, Übung 1, S. 45 f. – Nicht überstrecken, natürliche Bewegung / Dehnung vollziehen.

VORGEHEN

➤ Sich im Sitzen oder Stehen mit der Einatmung in verschiedene Richtungen dehnen, dabei möglichst viele Muskelgruppen einbeziehen.

➤ Mit der Ausatmung die Spannung lösen, die Ausatmung erfolgt durch den leicht geöffneten Mund.
➤ Die Ausatmung kann auch kraftvoll auf /ff/ erfolgen.
➤ Nachspüren im Stehen oder Sitzen.

2. Dehnen des Kreuzbeins

HINWEIS

Für einige Patienten ist das Päckchen-Liegen leichter, wenn die Arme seitlich des Körpers liegen.

VORGEHEN

(a) "Päckchen-Liegen"[45]
➤ Im Fersensitz den Kopf vor den Knien auf ein flaches Kissen oder auf die verschränkten Arme legen,
➤ ruhen und "sich atmen lassen" (Abb. 17): wahrnehmen, wo Atembewegung spürbar ist.
➤ Therapeut kann zur Unterstützung die Handmitte einer Hand auf das Kreuzbein-Lenden-Gebiet des Patienten legen und durch Vibration die Ausatmung unterstützen.

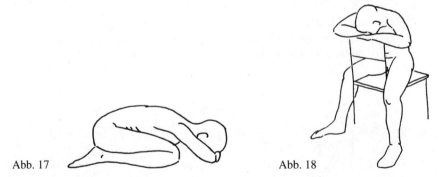

Abb. 17 Abb. 18

(b) Ruhen auf der Stuhllehne
➤ Sich rittlings auf einen Stuhl setzen, die Arme über der Lehne verschränken, den Kopf auf die Arme legen,
➤ ruhen und "sich atmen lassen" (Abb. 18): wahrnehmen, wo Atembewegungen spürbar sind.
➤ Therapeut kann unterstützend die Handmitte einer Hand auf das Kreuzbein-Lenden-Gebiet des Patienten legen oder durch leichte Vibration die Ausatmung unterstützen.

(c) "Kutschersitz" (s. Kapitel II, Übung 9, S. 40)
- Sich auf den Hocker setzen. Die Füße stehen mehr als hüftbreit auseinander.
- Die Unterarme kurz vor den Ellenbogen vorne auf die Oberschenkel legen.
- Der Rücken rundet sich, Hände und Kopf hängen locker (Abb. 4, S. 41).
- Diese Haltung eine Weile beibehalten.
- Therapeut stellt sich dann hinter den Patienten, legt die Handmitte einer Hand auf das Kreuzbein-Lenden-Gebiet des Patienten und unterstützt die Ausatmung durch Vibration am Kreuzbein.
- Patient richtet sich wieder auf.

3. Dehnen des Beckenbodens (Partnerübung)[46]

VORGEHEN
- Therapeut und Patient stehen sich gegenüber und umfassen sich gegenseitig die Unterarme direkt hinter den Handgelenken.
- Die Füße stehen etwas mehr als hüftbreit auseinander, Knie locker.
- Patient geht in die Hocke, Therapeut gibt ihm dabei durch leichten Gegenzug Halt (Abb. 19).
- Patient bleibt einige Atemzüge lang in der Hocke, nimmt die Dehnung des Beckenbodens wahr und richtet sich dann wieder auf.
- Abwechselnd arbeiten.
- Gelingt dieser Bewegungsablauf gut, kann im Atemrhythmus gearbeitet werden: mit dem Einatmen in die Hocke gehen, mit dem Ausatmen aufrichten.

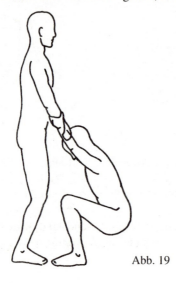

Abb. 19

4. Türgriff-Übung[47]

VORGEHEN

➤ Locker so vor einer geöffneten Tür stehen, daß man mit leicht gebeugten Armen beide Griffe der Tür halten kann.
➤ Mit aufrechter Wirbelsäule in die Hocke gehen, die Bewegung mit /sch/ [ʃ] oder /hoo/ [ho:] begleiten,
➤ dann das Gewicht von Becken und Oberkörper nach rückwärts verlagern: Der Rücken rundet sich.
➤ Mit gestreckten Armen und gerundetem Lendengebiet langsam hochkommen: sich dabei mit den Beinen abdrücken, nicht mit den Armen hochziehen; der Rücken sollte sich weich Wirbel für Wirbel aufrichten.
➤ Den Atem fließen lassen,
➤ nachspüren.
➤ Die Übung wiederholen.

5. "Beckenwiege"[48]

VORGEHEN

➤ Sich auf den Rücken legen, die Arme liegen seitwärts,
➤ die Beine gebeugt an den Körper ziehen,
➤ Knie möglichst nahe am Körper im Wechsel nach rechts und links führen, zuletzt kreisen lassen: Das Kreuzbein-Lenden-Gebiet sollte dabei am Boden bleiben.
➤ Die Beine wieder in die Streckung gleiten lassen.
➤ Nachspüren: Rückenauflage vor und nach der Übung vergleichen, Atembewegung im Beckenraum wahrnehmen.

6. Beckenkippen

HINWEIS

Siehe Kapitel II, Übung 16, S. 56; die Bewegung erfolgt hier im Atemrhythmus.

VORGEHEN

➤ Im Sitzen aus der Aufrichtung mit der Einatmung das Becken leicht nach hinten kippen (Dehnung),
➤ dann das Becken mit der Ausatmung wieder aufrichten: Die Aufrichtung darf nur bis zur Ausgangsposition erfolgen; keine weitere Vorwärtsbewegung von Becken und Oberkörper, da sonst Gefahr der Hohlkreuzbildung und Anspannung im Kreuzbeinbereich.

86 Atmung – Atemraum erschließen

7. Rückenbehandlung zur Atemvertiefung

HINWEIS

Als Vorübung eignet sich die "Rückenbehandlung" in Kapitel II, Übung 6 a, S. 48.

VORGEHEN

➤ Patient sitzt locker aufgerichtet auf dem Hocker.
➤ Therapeut greift mit der rechten Hand die rechte *Schulterkuppe* des Patienten und legt die linke Hand als Stütze auf das rechte Schulterblatt des Patienten.
➤ Patient atmet auf /SCH/ aus; Therapeut schüttelt dabei die Schultern des Patienten mit kleinen, kräftigen Bewegungen so lange, bis auch die Restluft entwichen ist; die Lippen bleiben solange in Artikulationsstellung.
➤ Seitenwechsel.
➤ Nachspüren: Therapeut legt dabei seine Hände auf die Schulterkuppen des Patienten.
➤ Therapeut legt dann beide Hände an die *unteren Rippenbögen* und schüttelt den Brustkorb mit kräftigen, kleinen Bewegungen; Patient atmet währenddessen wieder auf /SCH/ aus (wie oben beschrieben).
➤ Nachspüren: Therapeut legt dabei beide Hände auf die unteren Rippenbögen des Patienten.
➤ Therapeut umfaßt zum Schluß mit beiden Händen die *Hüftknochen* und schüttelt das Becken wie oben beschrieben; der Patient atmet wiederum auf /SCH/ aus.
➤ Nachspüren: Therapeut legt dabei beide Hände seitlich an die Hüftknochen.

8. Wahrnehmung des Rückens (Partnerübung)

ZIEL

Anregung der Atmung / Atemvertiefung

HINWEIS

Siehe Kapitel I, Übung 10, S. 24. Der Patient sollte nach der Übung die Möglichkeit haben, seine Wahrnehmungen zu beschreiben; dabei ist es wichtig, daß der Therapeut darüber keine Wertung dem Patienten gegenüber äußert. – Die Übung sollte nicht länger als ca. 10 Minuten dauern.

VORGEHEN

➤ Sich auf zwei Hocker Rücken an Rücken setzen: Die Kreuzbeingegenden und die Schulterblätter berühren sich, Halswirbelsäule und Kopf sollen sich nicht mehr berühren (Abb. 1, S. 24).

- Kontaktaufnahme: Rücken aneinander schieben oder drücken, schnelle, langsame, kleine und große Bewegungen; dabei sollte jeder der Partner trotzdem selbständig und aufrecht sitzenbleiben.
- Der Therapeut regt besonders vom Becken aus die Bewegung an.
- Nachspüren im Kontakt: hier beim Nachspüren besonders auf die Atembewegung im Becken achten.
- Den Körperkontakt lösen und in geringem Abstand der Rücken zueinander nochmals eine Weile nachspüren: Wo werden Atembewegungen deutlich?

9. Pendeln im Sitzen

ZIELE

- Erarbeiten einer rhythmischen Bewegungshilfe für den Ton
- Wahrnehmung des Einatemimpulses nach Lösen der Phonationsspannung
- Verlängerung der Ausatemphase

HINWEIS

Siehe Kapitel II, Übung 8, S. 39 f, und Kapitel VI, Übung 1, S. 113 f. – Die Übung gemeinsam durchführen. – Der Therapeut muß darauf achten, die Atemphasen des Patienten nicht zu überziehen oder ihn durch seinen eigenen Atemrhythmus zu beeinflussen.

(a) Pendeln im Atemrhythmus

- Auf der Hockerkante sitzend ein Knie in die gefalteten Hände legen (Arme sind gestreckt), das andere Bein leicht strecken (Abb. 3, S. 39),
- langsam vor- und zurückschaukeln,
- zunächst den Atemablauf wahrnehmen.
- Die Bewegung soll sich dann dem Atemrhythmus anpassen: Beim Vorschwingen ausatmen und beim Rückschwingen einatmen (Pendellänge richtet sich nach dem individuellen Atemrhythmus).
- Ist der Bewegungsablauf gut koordiniert, beim Vorschwingen summen oder Silben sprechen: /jaa/, /soo/, /hoo/ etc.
- Therapeut pendelt im Rhythmus des Patienten mit, jedoch gegengleich zu dessen Pendelbewegung, und gibt die Silben während der Einatmungsphase des Patienten vor. Patient spricht sie dann nach.

(b) Ausatemverlängerung

VORGEHEN

➤ Patient pendelt wie oben beschrieben.
➤ Therapeut steht seitlich neben dem Patienten und bewegt sich stehend im Pendelrhythmus des Patienten.
➤ Er legt dann eine Hand auf die Schulter und eine Hand auf das Knie des Patienten und bewegt sich weiterhin im Rhythmus des Patienten mit.
➤ Therapeut versucht dann, die Atemphasen des Patienten zu verlängern, indem er dessen Bewegung vorsichtig verlangsamt.

C. Erarbeiten der Atemstütze

Da sich die inspiratorischen und exspiratorischen Kräfte bei der Atemstütze in etwa die Waage halten, wird bei Phonation nur ein Minimum an Luft verbraucht. Da dies für die Singstimme mehr Bedeutung hat als für die Sprechstimme, wird der Erarbeitung hier nur wenig Raum gegeben.

ZIELE

- Führen des Ausatemstromes
- Abstimmen der Ausatmung auf die Phonation
- Beibehalten der Einatmungstendenz, um dem Verströmen der Luft entgegenzuwirken

HINWEIS

Die Atemstütze ist das Ergebnis der Koordination guter Atem- und Stimmtechnik und kein isolierter Atemvorgang. Daher sind Übungen aus den Bereichen Tonusregulierung, Haltung und Atmung unbedingte Voraussetzung.

1. Bogenspannen[49] (Abb. 20)

VORGEHEN

(a) Einspielen der Bewegung

➤ Mit lockerem Körper in Schrittstellung stehen,
➤ einen Sportbogen mit dem ungefähr waagerecht gehobenen ausgestreckten linken Arm halten und ein Ziel fixieren.

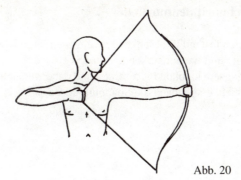
Abb. 20

➤ Die Sehne mit der rechten Hand in Schulterhöhe fassen und spannen, den Ellenbogen dabei auf Schulterhöhe halten. Die Spannung muß dabei vom gesamten Körper und vor allem vom Gürtelbereich ausgehen.
➤ Die Spannung einige Sekunden halten, dann langsam lösen.

Es "erfolgt mit dem zielgerichteten Spannen der Sehne eine Erweiterung des Brustkorbes, besonders im Bereich des Rippenbogens. Das bringt kräftige Inspiration mit sich" (Coblenzer/Muhar 1986).

Gegenprobe: Bogenspannen bewußt fehlerhaft, d. h. nur mit Armkraft und ohne ein Ziel zu fixieren.

(b) Lösen mit Phonation
➤ Vorgehen wie oben beschrieben,
➤ das Lösen mit stimmlosem /fff/ oder stimmhaftem /o/ begleiten.

(c) Bogenspannen mit Phonation
➤ Körperhaltung wie oben,
➤ beim langsamen Greifen der Sehne Luft einströmen lassen,
➤ dann den Bogen auf /o/ spannen,
➤ später auch Zahlen / Sätze hintereinander sprechen.
Durch das Bogenspannen mit Ton "werden die Einatmungsmuskeln so kräftig aktiviert, daß sie während der Tongebung dem Verströmen von Luft entgegenwirken" (Coblenzer/Muhar 1986) (= inspiratorische Gegenspannung, Atemstütze).

Variation: Ein Elastik-Band ersetzt den Bogen, später auch ganz ohne Hilfsmittel.

2. Training der Zwischenrippenmuskeln[50]

➤ Sich beide Hände seitlich fest auf die Flanken legen, gegen ihren Druck die Rippen "auseinanderatmen" und wieder sinken lassen.
➤ Nach dem Einatmen langsam halblaut bis 5 zählen und dabei versuchen, die Rippen nicht sinken zu lassen, erst danach die Spannung lösen.
➤ Die Übung wiederholen.

V. Federung

Die Übungen in diesem Kapitel gehen auf das Prinzip der "Weitung und Federung" nach Helene Fernau-Horn (1953; 1955/56) zurück, die in ihrem Therapiekonzept zur Behandlung funktioneller Stimmstörungen die Weite des Ansatzrohres und die freie Beweglichkeit des Kehlkopfes als Grundvoraussetzungen für eine gute Stimme fordert.

Unter funktionellen Stimmstörungen faßt sie primär und sekundär bedingte funktionelle Stimmstörungen zusammen; sie schließt spastische Dysphonien sowie psychogene Aphonien von ihrer Behandlung mit dem "Atemwurf" aus.

Die Bewegung des Kehlkopfes bei physiologischer Stimmgebung beschreibt Fernau-Horn als leichtes Auf- und Abfedern. Als Ursachen für einen Kehlkopf-Hochstand mit Verkleinerung des Ansatzrohres und Störung des Stimmklanges beschreibt sie Fehlspannungen und Fehlhaltungen von Kopf und Körper.

Federung ist "die automatische Wiedertiefstellung des Kehlkopfes während der vokalischen Sprachelemente" (Fernau-Horn 1955/56). Die Federung wird ausgelöst durch den "Atemwurf", einer schnellen, elastischen Einwärtsbewegung der Bauchdecke und Aufwärtsbewegung des Zwerchfells.

Um die Weite des Ansatzrohres und die physiologische Tiefstellung des Kehlkopfes zu erreichen, macht sich Fernau-Horn das Prinzip der mechanischen Reizfortleitung zunutze und übt mit den Patienten eine federnde Bewegung der Bauchdecke und des Zwerchfells, die sich über das Sternum auf die Mm. sternothyreoidei und sternohyoidei überträgt und so eine natürliche Tiefstellung des Kehlkopfes während der Phonation bewirkt. Die so erreichte Tiefstellung des Kehlkopfes und Weite des Ansatzrohres sollen später auch ohne Atemwurf beibehalten werden. – Behandlungsschritte nach H. Fernau-Horn:

1. *Ruheatmung:* Erarbeitung der impulsgesteuerten Zwerchfellatmung ohne Phonation.
2. *Erste Vorübung:* Erlernen des "Atemwurfs", einer schnellen, federnden Kontraktion der Bauchdecke mit Phonation (Silben).
3. *Zweite Vorübung:* Tonloses Gähnen bei geschlossenem Mund.
4. *Dritte Vorübung:* "Pleuelübung".
5. *Vierte Vorübung:* Bildung der Vokale.
6. *Ruftonübungen:* Sobald ein guter Stimmklang erreicht ist, wird der Atemwurf wieder abgebaut. Die Kehlfederung soll beim Sprechen in normaler Lautstärke

ohne die Unterstützung durch den Atemwurf erhalten bleiben. Bei lautem Rufen oder Lachen wird der Atemwurf jedoch weiterhin eingesetzt, da lautes Sprechen und Rufen sonst, durch verstärkten Ausatemdruck, ein Anheben der Glottis bewirken. Die nötige Resonanzweite im Ansatzrohr würde dadurch beeinträchtigt.

7. *Vokaleinsatz:* Erarbeitung des Vokaleinsatzes über den stimmlosen Glottisschlag.
8. *Textübungen:* Beachtung des Sprachrhythmus unter stimmökonomischen Gesichtspunkten.

H. Fernau-Horn empfiehlt eine begleitende Vibrationsmassage ohne Phonation von Beginn der Übungsbehandlung an, um die Fixationsmuskulatur des Kehlkopfes zu kräftigen. Wir gehen in unserem Konzept nicht näher auf die Vibrationsmassage ein.

ZIELE

- Erarbeiten des Atemwurfs
- Weitung des Ansatzrohres
- Erarbeitung der Kehlfederung durch Einsatz des Atemwurfs
- Beibehalten der Kehlfederung und der Weite des Ansatzrohres auch ohne Atemwurf
- Integration situationsspezifischer Gestik

HINWEIS

Die Übungen in diesem Kapitel bauen aufeinander auf. Daher ist es wichtig, mit den Patienten die Übungen der Reihe nach zu erarbeiten. Eine Ausnahme bilden lediglich die Übungen 3 und 4, die unterstützend eingesetzt werden können. – Zunächst werden alle Übungen in Ruftonlautstärke mit Atemwurf durchgeführt, erst mit der letzten Übung wird der Abbau des Atemwurfs erarbeitet. – Bei allen Übungen immer wieder kontrollieren:

- Weitegefühl im Ansatzrohr (Gähnstellung),
- Zunge locker nach vorn, auf Lippenformung achten, Mundvorhof bilden,
- Gehaltensein des Kopfes ("Marionettengefühl"),
- Lockerheit und Aufrichtung des gesamten Körpers.

1. Erarbeiten des Atemwurfs

HINWEIS

Mit jedem Phonationsbeginn (Umgangston, d. h. normale Sprechlautstärke) federt die Bauchdecke schnell und elastisch einwärts, mit dem Lösen der Artikulationsspannung entspannt sich auch die Bauchdecke und geht in die Ruhestellung zurück. – Keine Eigenbewegung von Brustkorb und Schultergürtel während des Atemwurfs.

VORGEHEN

Der Therapeut probiert gemeinsam mit dem Patienten die folgenden Übungen; dabei die Bewegung der Bauchdecke bei jedem Atemwurf mit der flach aufgelegten Hand kontrollieren:

- In kurzen Atemstößen über den Handrücken ausatmen, als wolle man ein Papier trocknen
- Eine Kerze mit kurzem, kräftigem /ph/ auspusten
- "Hundeblaffen" auf /wuh/ bzw. /woh/
- Rufen auf die Silben /hop/, /hep/
- Sich in der Vorstellung, ein Gespräch zu führen, verschiedene Silben, z. B. /ha/, /ho/, zurufen (auf Intonation achten)

Hilfen:

- Spürt der Patient bei den Übungen keine Bewegung der Bauchdecke mit den Händen, kann er zunächst willkürlich die Bauchwand im Wechsel einziehen und wieder locker lassen: Der Therapeut sollte darauf achten, daß die Bauchdecke mit dem Atemwurf nach innen federt und nicht paradox nach außen gedrückt wird.
- Sich über Kreuz gegenseitig die Hände auflegen, d. h., der Patient legt sich eine Hand auf den eigenen Bauch, die andere Hand auf den Bauch des Therapeuten. Dieser legt wiederum seine Hände über die des Patienten. So kann der Patient während des Atemwurfs die Bewegungsrichtung der eigenen Bauchdecke mit der des Therapeuten vergleichen.
- Zeit nehmen zum Loslassen / Lösen der Bauchdecke
- Fällt das Loslassen schwer, dann einige Male die Silbe /ho--p/ länger anhalten, mit dem /p/ die Spannung lösen (Plosive am Silbenende erleichtern das Lösen der Artikulationsspannung).

2. Tonloses Gähnen (s. Kapitel VII, Übung 4, S. 121 f).

3. "Pleuel-Übung" (s. Kapitel VII, Übung 5, S. 122).

4. Ruftonübungen mit Silben[51]

HINWEIS

In Ruftonlautstärke üben, dabei bestimmt die Stärke des Atemwurfs die Stimmkraft. – Der Atemwurf erfolgt immer erst auf den Vokal. – Alle Ruftonübungen gemeinsam durchführen. – Vorstellungshilfen einsetzen: z. B. jemandem etwas zurufen, jemanden erschrecken wollen etc.

94 Federung

VORGEHEN

(a) Kurze Silben

H̲o̲ H̲o̲ H̲o̲   H̲e̲ H̲e̲ H̲e̲
H̲u̲ H̲u̲ H̲u̲   H̲i̲ H̲i̲ H̲i̲
H̲a̲ H̲a̲ H̲a̲

(b) Lange Silben

HINWEIS

Vorstellungshilfen einsetzen wie z. B.

- Fliegen einer Sternschnuppe, dabei mit einem Arm den Flugbogen der Sternschnuppe darstellen, der dem Tonbogen entspricht. Den Tonbogen jeweils auslaufen lassen, d. h. Stimmgebung und Armbewegung nicht abrupt beenden.
- Von "oben" zu tiefer stehenden Zuhörern sprechen, so daß ein gedachter Tonbogen vom Sprecher zu den Zuhörern entsteht.
- Fliegen eines Pfeiles, dabei mit einer Armbewegung den Flugbogen darstellen: die Spannung bis zum Phonationsende anhalten.

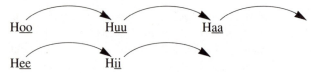

(c) Kurze und lange Silben im Wechsel

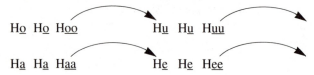

5. "Reiten"[52]

ZIELE

- Unterstützung der gesamtkörperlichen Lockerheit während der Phonation
- Durchlässigkeit des Körpers für den Ton
- Ablenkung von der Aufmerksamkeit auf den Körper, um mögliche Verspannungen beim "Atemwurf" zu verhindern

HINWEIS

Als Vorübung eignet sich "Gliederkasper" (s. Kapitel II, Übung 2, S. 46).

"Reiten" 95

VORGEHEN

➤ Mit lockeren Fuß- und Kniegelenken stehen, die Füße hüftbreit auseinander.
➤ Leicht in den Knien wippen, die Bewegung langsam steigern: Alle Muskeln und Gelenke locker lassen, besonders auch das Kreuzbein-Lenden-Gebiet, die Schultern und Arme und den Unterkiefer.
➤ Bei jedem Wippen nach unten bewegt sich das Becken nach vorn, so daß die Lendenwirbelsäule gedehnt wird, der Oberkörper bleibt dabei aufgerichtet.
➤ Arme waagerecht nach vorn nehmen, als wolle man "Zügel greifen", dabei rundet sich der Schultergürtel leicht nach vorn.

Steigerungsmöglichkeiten:

➤ Patient "reitet" allein, sich dabei evtl. eine Hand (Handfläche oder Handrücken) auf das Kreuzbein legen, um die Beckenbewegung wahrzunehmen und den Bewegungsablauf leichter zu finden.
➤ Partnerübung: Therapeut wippt mit und unterstützt die Reitbewegung des Patienten, indem er sich in Schrittstellung vor ihn stellt, die gefaßten Hände greift und die Bewegung nach vorn durch Zug unterstützt. Temposteigerung lockert die Bewegung, wenn die Reitbewegung richtig ausgeführt wird (Abb. 21).

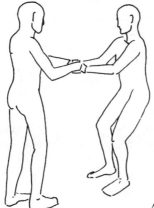

Abb. 21

➤ Patient "reitet" allein und setzt Rufen dazu ein (z. B. Silben /h<u>oo</u>/, /h<u>ee</u>/, /h<u>ei</u>/, die Vokale ausklingen lassen), sich dabei evtl. eine Hand (Handfläche oder Handrücken) auf das Kreuzbein legen, um die Beckenbewegung zu spüren und den Bewegungsablauf leichter zu finden.
➤ Patient "reitet" allein und setzt Rufen dazu ein (z. B. Silben /h<u>oo</u>/, /h<u>ee</u>/, /h<u>ei</u>/), er unterstützt die gedachte Bedeutung durch Gestik (jemandem etwas zurufen, Befehle erteilen etc.).

6. Arbeit mit dem Gymnastikball[3]

ZIELE

- "Durchlässigkeit" des Körpers für den Ton
- Koordination von Phonation und Bewegung
- Ablenkung von der Aufmerksamkeit auf den Körper, um mögliche Verspannungen beim "Atemwurf" zu verhindern

HINWEIS

Als Vorübung eignet sich die "Arbeit mit dem Gymnastikball" (s. Kapitel II, Übung 21, S. 60f). – In Ruftonlautstärke üben. – Während der Übung immer wieder die Bewegung der Bauchdecke beim "Atemwurf" mit der flach aufgelegten Hand kontrollieren. – Die "Durchlässigkeit" des Körpers ist gewährleistet, wenn der Patient sich vorstellen kann, der Ton "falle" in den Körper. Dies wird durch das Absinken in den Ball beim Wippen unterstützt.

VORGEHEN

Therapeut und Patient wippen jeder auf einem Gymnastikball und phonieren dabei abwechselnd:

- Jedes zweite Absinken in den Ball mit der Silbe /blop/ begleiten. Am Silbenende auf Lösen der Artikulationsspannung achten.
- Die Arme so locker hängen lassen, daß sie schlenkern und immer wieder auf dem Ball landen. Jedes zweite Absinken in den Ball mit der Silbe /h<u>oo</u>/ begleiten. Die Artikulationsspannung am Silbenende lösen (schwerer als mit Plosiven am Silbenende!).
- Den Oberkörper locker in der Hüfte drehen, Gestik einsetzen, als wolle man "mit den Händen Wasser verspritzen" oder "etwas austeilen", mit Silben (z. B. /h<u>oo</u>/, /h<u>ei</u>/, /h<u>ee</u>/) begleiten. Am Silbenende auf Lösen der Artikulationsspannung achten.
- Wort- und Satzübungen, mit Gestik begleiten.

7. Kurze Rufe und Befehle[53]

HINWEIS

Der Atemwurf erfolgt immer auf den Vokal. – Die Grundspannung bleibt bis zum Phonationsende erhalten. – Gestik und Mimik einsetzen. – Therapeut und Patient üben gemeinsam, so wird durch den Bezug zum Partner Intention ermöglicht.

So!	Laß!	Wo!	Geh!	Hui!
Lauf!	Raus!	Da!	Komm!	Rein!
Nie!	Leer!	Wie!	Sieh!	Doch!
Los!	Ja!	Du!	Hin!	Zu!
Hilfe!	Holla!		Heda!	Hierher!
Hui!	Hallo!		Hör mal!	Hütet euch!
He!	Helft mir doch!		Hurtig!	Hab' ich dich!
Horch!	Haltet ihn!		Halt mal!	Hast du das!

8. Wörter[53]

HINWEIS

Der Atemwurf erfolgt immer auf den Vokal; um dies zu erleichtern, wird der vorangehende Konsonant etwas gedehnt. – Die Grundspannung bleibt bis zum Phonationsende erhalten, der Atemwurf bedeutet eine Spannungssteigerung.

(a) Stimmlose Konsonanten

Hinweis: Bei den Plosiven p/t/k wird ein /h/ eingeschoben (z. B. p-h-acke!), um den Atemwurf einzuleiten.

holen	hören	husten	hindern	haben
hausen	heißen	heulen	helfen	herrschen
hängen	hasten	halten	hüten	heben
schonen	schöpfen	schuften	schaben	beschirmen
schauen	schützen	scheiden	scheuen	schenken
schälen	schieben			
zögern	zupfen	zünden	zaubern	bezeugen
zeigen	zähmen	zerren	zappeln	bezahlen
zielen	zanken	zischen	verzeihen	
folgen	feiern	fällen	fehlen	fordern
feilen	finden	fallen	führen	funkeln
feuern	fahren	fühlen	finden	fischen
pusten	pauken	packen	pendeln	
spüren	spielen	pinseln		
tauchen	tasten	testen	stürzen	
tilgen	stehen	steigen		
können	kommen	kaufen	verkünden	
kämmen	keifen	kehren		

(b) Stimmhafte Konsonanten

Hinweis: Folgen zwei Konsonanten aufeinander, so gilt der zweite Konsonant als "Absprung" zu dem Vokal, auf den der Atemwurf erfolgt (z. B.: fl - iegen).

loben	lösen	lügen	leugnen	fliegen
laden	lesen	leiten	lindern	blinzeln
blasen	schlafen	laufen	klammern	
wohnen	wollen	wühlen	wünschen	wundern
wachen	winden	wissen	wandern	weinen
bewahren	werfen	wälzen		
mögen	malen	machen	maulen	meistern
merken	mahnen	mindern	meutern	vermissen
müssen	möchten			
nagen	neigen	nützen	nötigen	beneiden
niesen	nennen	knüpfen	naschen	nörgeln
knebeln	schnalzen	schneiden		
roden	rufen	rauben	strecken	strafen
raten	reden	reisen	brennen	rennen
ringen	rüsten	graben	trinken	räumen
sorgen	suchen	süßen	sausen	seufzen
sagen	seifen	setzen	senden	säubern
sinken	sägen	singen	sitzen	
jagen	jodeln	jubeln	jauchzen	jäten
jaulen				
bauen	büßen	baden	bürgen	
borgen	binden	bitten	beißen	
deuten	dürfen	dehnen	denken	
dauern	danken	dürsten		
geben	gelten	vergiften		
gehen	vergeuden	begünstigen		

Die Wörter unter (a) und (b) können folgendermaßen erweitert werden:

Man fängt z. B. an mit: Wir …   Dort …
                       Sie …   Hier …
                       Da …   Du …

und endet z. B. mit: … uns   … doch
                       … euch   … gern
                       … dir   … nicht

9. Sätze[53]

HINWEIS

Der Atemwurf erfolgt auf den (unterstrichenen) Vokal. – Die Grundspannung wird über den gesamten Satz beibehalten. – Therapeut und Patient üben gemeinsam. – Um die Intonation der Sätze zu erleichtern, kann eine begleitende Armbewegung auf- oder abwärts eingesetzt werden. – Kurze Vokale gedacht verlängern ("nachhallen lassen"), da sie sonst schnell gepreßt klingen.

(a) Aussagesätze

Wir holen euch.   Sie sagen uns.
Sie folgen uns.   Wir glauben euch.
Du kannst es ja.   Du hörst mich nicht.
Da kommen sie.   Wir helfen euch.

(b) Befehle

Bring mir's bald!   Nehmt es doch!
Verrate uns nicht! Laß das jetzt!
Folgt uns rasch!   Schau doch mal!
Wag es doch!   Hör mich doch!

(c) Fragen

Zögerst du noch?   Suchst du mich?
Bleiben sie noch? Wirfst du mir?
Geben sie dir?   Glaubst du es?
Hast du das?   Siehst du mich?

10. Überleitung in Vortrags- und Umgangston[54]

ZIELE

- Abbau des Atemwurfs
- Beibehalten der Kehlkopffederung nach Abbau des Atemwurfs

HINWEIS

Wird die Stimme leiser, wird auch die Federung der Bauchdecke geringer bzw. hört ganz auf. – Auch bei der geringsten Lautstärke müssen jedoch Lockerheit, "Durchlässigkeit" des Körpers und die Kehlkopffederung, dann ohne Atemwurf, voll erhalten bleiben!

VORGEHEN

Die vorhergehenden Übungen werden jetzt in verschiedenen Lautstärken wiederholt, dabei wird die Stimmstärke vom Ausmaß des Atemwurfs bestimmt.

➤ Zunächst in *Ruftonlautstärke* üben: mit Einsatz des Atemwurfs,
➤ dann im *Vortragston* üben: ohne bewußt gesetzten Atemwurf,
➤ zuletzt im *Umgangston* üben: ganz ohne Atemwurf.

Hilfen:

- "Reiten" oder Gymnastikball einsetzen, um Weite und Durchlässigkeit zu erhalten.
- Lockeres Gehen mit den Händen in der Tasche als Ablenker begünstigt gesamtkörperliche Lockerheit und "Durchlässigkeit". (Vorstellungshilfe: Diktat / Vortrag halten, vgl. Kapitel X, S. 156)

VI. Abspannen und Atemrhythmisch Angepaßte Phonation[55]

Die Übungen in diesem Kapitel beziehen sich auf Aspekte der Sprecherziehung nach Coblenzer und Muhar. Sie beschreiben die Stimme als "Spezialfunktion der Atmung" und betonen die Bedeutung der Atemrhythmisch Angepaßten Phonation und der reflektorischen Atemergänzung, die durch das Abspannen erreicht wird, für die Ökonomie des Stimmgebrauchs und für den Kontakt zum Zuhörer.

Ursachen für eine Störung dieser physiologischen Funktionen sehen Coblenzer und Muhar in Angst, Streß und dem Versuch, bewußt Ausdruck in die Stimme zu legen. Dies bewirkt eine Erhöhung der Atemmittellage, führt zu Hochatmung und ermüdender, einatmungsbetonter Sprechweise mit Sprechen auf Restluft und Schnappatmung. Der "echte" Kontakt zum Zuhörer geht dabei verloren.

Tragende Elemente in der Behandlung sind Körpermotorik, Rhythmus und Intention; sie erleichtern die Koordination von Bewegung, Atmung, Stimme und Artikulation. Bevor jedoch an Intention und Gestaltung gearbeitet wird, müssen der periodische Wechsel von Spannung und Phonation einerseits sowie Lösen und Inspiration andererseits automatisch ablaufen.

Als *Abspannen* bezeichnet man den Vorgang, der die reflektorische Luftergänzung nach Phonation auslöst. Coblenzer (1980) beschreibt, daß "das tonisierte Zwerchfell bei exaktem Lösen der artikulatorischen Ventilspannung auf Endkonsonant oder -vokal tiefschnellt und die reflektorische Inspiration auslöst" (Rückkoppelungseffekt). Das Zwerchfell federt nach kurzer totaler Entspannung (= Lösen der Bauchdecke und Lösung der Artikulationsmuskulatur) schnell in die Einatemstellung zurück, es ist eine Entlastungsbewegung mit nachfolgend rückfedernder Weitung im Gürtelbereich wahrnehmbar. Das Abspannen soll im Gegensatz zum Atemwurf bewußt beibehalten und in den Sprechablauf integriert werden.

Atemrhythmisch Angepaßte Phonation bedeutet die Anpassung der Phrasenlänge bei Phonation an den individuellen Atemrhythmus, so daß die Atemmittellage eingehalten werden kann. Jeder Sprecher muß dabei die für ihn optimale Phrasenlänge herausfinden, die Häufigkeit des einzusetzenden Abspannens ist also individuell verschieden, ohne daß die Mitteilung durch die Pausen zergliedert würde, da das Abspannen schnell und mühelos erfolgt.

ZIEL

Sprechbeginn und Verbleib in der Atemmittellage, um stimmliches Durchhaltevermögen auch unter schwierigen Phonationsbedingungen zu ermöglichen.

102 Abspannen und Atemrhythmisch Angepaßte Phonation

HINWEIS

Dieses Kapitel ist in drei Abschnitte (A, B, C) gegliedert, die aufeinander aufbauen. Daher ist es sinnvoll, die Erarbeitung in der hier aufgeführten Reihenfolge beizubehalten.

Innerhalb der Abschnitte sind die Übungen als Angebot zu verstehen, aus dem der Therapeut die Übungen individuell für jeden Patienten auswählen sollte.

Bei Phonation erfolgt die Einatmung nach Lösung (reflektorische Atemergänzung) immer durch den leicht geöffneten Mund im Gegensatz zur Ruheatmung, die durch die Nase geschieht.

A. Abspannen erarbeiten

Es kann hilfreich sein, sich die Zwerchfellbewegung durch den Vergleich mit einem Blasebalg zu verdeutlichen: Das Zusammendrücken des Blasebalges entspricht der Einwärtsbewegung der Bauchdecke während der Phonation. Das plötzliche Loslassen des Blasebalges entspricht der Spannungslösung im Bauchraum, ausgelöst durch das Lösen der Artikulationsspannung, mit nachfolgend reflektorischer Luftergänzung.

ZIELE

- Wahrnehmung der Bewegung der Bauchdecke
- Wahrnehmen des Unterschiedes zwischen "Luftholen" und "Zu-Luft-Kommen"
- Erarbeiten des exakten Lösens der Artikulationsspannung
- Koordination von Atmung, Bewegung und Phonation

HINWEIS

Kein bewußtes Luftholen vor Phonationsbeginn. – Auf korrektes Lösen der Artikulationsspannung und der Spannung der Bauchdecke bei Phonationsende achten! – Das Bewegungsausmaß der begleitenden Körperbewegungen bei den Übungen mit der Zeit reduzieren, trotzdem jedoch die Genauigkeit des Abspannens, d. h. exaktes Lösen der Artikulationsspannung beibehalten. So lösen sich auch Zwerchfell und Bauchdecke.

1. Zählen mit betont langen Zwischenpausen[56]

HINWEIS

Nach Phonationsende die vollständige Lösung der Spannung von Bauchdecke und Zwerchfell abwarten, die ungeübt noch langsam erfolgt.

VORGEHEN

Locker stehen und laut zählen, dabei nach jeder Zahl die Einatmung abwarten, dann erst weiterzählen. So erfolgt jede Phonation aus der Atemmittellage heraus.

Gegenprobe: Nach jeder Zahl bewußt einatmen (unökonomische Atemarbeit durch zu viel Einatmung und dadurch unnötigen Spannungsaufbau; Atemmittellage wird nicht eingehalten).

2. Wahrnehmen der Atembewegung beim Abspannen

ZIEL

Wahrnehmen der Ausatembewegung und der nachfolgend reflektorischen Einatmung

HINWEIS

Als Vorübung eignet sich eine Entspannungsübung. Die Übungen (a) bis (d) sind als Reihenfolge gedacht.

VORGEHEN

(a) Ausatmen auf /fff/

➤ Auf dem Rücken liegen und sich eine Hand flach auf den Bauch legen: Bewegung der Bauchdecke bei Ruheatmung einige Zeit wahrnehmen.
➤ Dann ausatmen auf /fff/, bis die ganze Luft entwichen ist; die Artikulationsspannung lösen.
➤ Die Einatmung durch den leicht geöffneten Mund geschehen lassen.

Gegenprobe: Am Ende der Ausatmungsphase auf /fff/ die Artikulationsspannung halten oder die Lippen schließen (es erfolgt keine Lösung der Bauchdecke und des Zwerchfells und somit keine reflektorische Atemergänzung).

(b) Kurzes, kräftiges Ausatmen

➤ Auf dem Rücken liegen und sich eine Hand flach auf den Bauch legen: Atembewegung einige Zeit wahrnehmen.
➤ Dann mehrmals kurz und kräftig hintereinander auf /fff/ ausatmen, dabei nach

jedem /fff/ die Artikulationsspannung lösen: die nachfolgende reflektorische Einatmung wahrnehmen.

Vorstellungshilfe: eine Kerze ausblasen wollen.

(c) Abspannen mit Plosiv-Endlauten

➤ Auf dem Rücken liegen und sich eine Hand flach auf den Bauch legen: Atembewegung einige Zeit wahrnehmen.

➤ Dann mehrmals kurz und kräftig hintereinander auf /fft/ [ft], /scht/ [ʃt] oder /sst/ [st] ausatmen, dabei nach jedem Laut mit dem /t/ die Artikulationsspannung lösen: die nachfolgend reflektorische Einatmung wahrnehmen.

(d) Abspannen im Sitzen oder Stehen

Die Übungen wie unter (a) bis (c) beschrieben nun im Sitzen und Stehen durchführen.

3. Gummi-Dehnen[57]

HINWEIS

Der für die Übungen notwendige Spannungsaufbau wird durch die Intention ermöglicht. – Wichtig ist gleichzeitiges Lösen der Spannung des Gummis (Körperspannung) mit Lösen der Spannung der Artikulationsmuskulatur und der Bauchdecke.

VORGEHEN

(a) Zielen (Abb. 22)

Sich einen Gegenstand im Raum suchen und mit einem Gummi darauf zielen: Während das Gummi gespannt wird, das /s/ von /ssst/ [st] dehnen, das /t/ trifft in der Vorstellung den Gegenstand. Gleichzeitig erfolgt die Lösung der gesamten Körperspannung, ohne daß das Gummi abgeschossen wird.

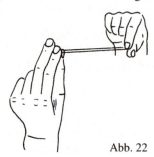

Abb. 22

(b) Laute und Silben

Ein Gummi zwischen die Hände nehmen (Abb. 23) und bei jedem Laut / jeder Silbe vor dem Körper spannen und wieder lösen. Verschiedene Rhythmen ausprobieren: z. B. Maschinengeräusche oder einen Marktschreier imitieren. Auf die Laute bzw. Silben /ss/ [s], /m/, /mjom/ [mjɔm] möglich.

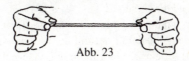

Abb. 23

(c) Satzrhythmus mit sinnfreien Lautkombinationen

Ein Gummi zwischen den Händen vor dem Körper dehnen, dabei auf /s- sst/ [s- st] einen Satzinhalt ausdrücken: das Gummi jeweils entsprechend dem Satzrhythmus dehnen, eine Grundspannung bleibt bis zum Satzende bestehen. Mit dem Partner ein "Gespräch" oder in der Vorstellung ein Telefonat führen.

Beispiele: Gehst du?   –   /sss - st?/   [s - st]
           Wo bleibst du? –   /s - ss - st?/   [s - s - st]

(d) Eine Silbe "wandert" auf dem Gummi

Ein Gummi zwischen den Händen vor dem Körper spannen (Abb. 23). Eine Silbe / einen Laut über das Gummi von einer Hand zur anderen "schicken", mit dem Blick dem Weg der Silbe / des Lautes folgen, am Ziel (andere Hand) die Spannung lösen. Auf die Silben / Laute /ss/ [s], /sch/ [ʃ], /st/ [st], /hoi/ [hɔy], /scht/ [ʃt] möglich.

4. Schnelles Abspannen

HINWEIS

Nur sinnvoll, wenn der Patient den Vorgang des Abspannens (Lösen der Artikulationsspannung und der Spannung der Bauchdecke) beherrscht. – Als Hilfe die schnelle Bewegung der Bauchdecke nach jedem Laut mit der flach aufgelegten Hand kontrollieren.

VORGEHEN

Stimmlos und schnell rhythmisch hintereinander (zuerst im Sekundentakt, später schneller) die folgenden Laute sprechen. Nach jedem Laut die Spannung lösen.

R(e)	P	T	K	[Rə]	[p]	[t]	[k]
R(e)	P	T	K				
SCH	SCH	SCH	SCH	[ʃ]			
S	S	S	S	[s]			
CH	CH	CH	CH	[ç]			
FT	FT	FT	FT	[ft]			
HUIT		HUIT		[huɪt]			
HUIT		HUIT					

5. "Pingpong-Spiel"[58]

HINWEIS

Auf korrektes Lösen der Lippenspannung und der Spannung der Bauchdecke am Wortende achten. Bewegungsausmaß mit der Zeit reduzieren, die Genauigkeit des Abspannens bleibt trotzdem weiterhin bestehen.

VORGEHEN

➤ Therapeut und Patient stehen sich in einer Entfernung von ca. 3–4 Metern gegenüber und ahmen das Tischtennisspiel nach.
➤ Die Spieler begleiten jeden Schlag mit /sopp/ [zɔp], dabei möglichst weit ausholende Schlagbewegungen machen, den ganzen Körper an der Bewegung beteiligen, zwischen "Vorhand" und "Rückhand" wechseln.
➤ Mit dem Lösen der Lippenspannung gleichzeitig die Spannung aller an der Bewegung beteiligten Muskeln lösen.

6. Ballwerfen

HINWEIS

Auf korrektes Lösen der Lippenspannung und der Spannung der Bauchdecke am Wortende achten. – Kein bewußtes Luftholen vor dem Ballwurf. – Bewegungsablauf zunächst ohne Einsatz von Phonation einüben.

(a) Zahlen[59]

HINWEIS

Ist der Bewegungsablauf gut koordiniert, erfolgt die Einatmung mühelos mit dem Ausbreiten der Arme. Ballprellen und Rufen zeitgleich!

Ballwerfen

VORGEHEN

➤ Locker stehen, einen Ball zwischen die Hände nehmen und aus Ellenbogenhöhe auf den Boden prellen, zu jedem Ballwurf eine Zahl sprechen,
➤ nach jedem Prellen die Arme ausbreiten, die Hände beschreiben dabei einen Halbkreis vom Körper weg,
➤ den Ball in Ellenbogenhöhe wieder auffangen,
➤ in dieser Weise die Übung fortsetzen.

(b) Silben[60]

HINWEIS

Darauf achten, daß Ballprellen und Rufen zeitgleich erfolgen. Ist der Bewegungsablauf gut koordiniert, erfolgt die Einatmung mit Heben des Balles.

VORGEHEN

➤ Locker stehen,
➤ einen Tennisball mit einer Hand über den Kopf heben,
➤ den Ball mit dem Ruf /hopp/ [hɔp] vor sich auf den Boden werfen und in Ellenbogenhöhe wieder auffangen,
➤ das "Ballwerfen" in dieser Höhe fortsetzen und jeden Wurf mit der Silbe /hopp/ begleiten.
➤ Sobald die Übung gut gelingt, Temposteigerung versuchen: trotzdem jedoch die Exaktheit des Abspannens und des Bewegungsablaufes beibehalten.

(c) Weitergabe eines Balles (Partnerübung)

➤ Therapeut und Patient stehen in seitlicher Grätschstellung nebeneinander (Abb. 24).
➤ Therapeut schwingt den Ball mit beiden Händen nach außen und übergibt ihn dann dem Patienten mit einer Silbe:
/hopp/ [hɔp], /hepp/ [hɛp], /hipp/ [hɪp]
oder einer Zahl.
➤ Patient schwingt den Ball seinerseits nach außen und übergibt ihn wieder mit einer Silbe / Zahl dem Therapeuten.
➤ Der Partner ohne Ball schwingt jeweils Arme und Schultern seitlich im Rhythmus mit, damit keine Unterbrechung des Bewegungsablaufes und des Atemrhythmus erfolgt.

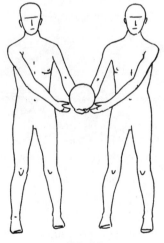

Abb. 24

B. Abspannen auf Wort- und Textebene mit unterstützender Körperspannung

ZIEL

Deutliches Wahrnehmen des Lösens (Abspannen) durch vorhergehende Spannungserhöhung durch Druck oder Zug.

HINWEIS

Gleichzeitig mit Lösen des Druckes oder Zuges die Artikulationsspannung und die Spannung der Bauchdecke lösen. – Druck bzw. Zug allmählich abbauen, trotzdem die Exaktheit des Abspannens beibehalten. – Bei Plosiven im Auslaut wird das Lösen der Artikulationsspannung für den Patienten deutlicher und ist anfangs leichter.

1. "Händehaken"

VORGEHEN

(a) Einspielen der Bewegung[61]

- ▶ Die Hände ineinanderhaken und die Unterarme waagerecht vor den Körper nehmen (Abb. 25). Bei dem Übungswort /nicht/ das /ch/ [ç] dehnen, dabei die Hände auseinanderziehen. Mit dem /t/ die Spannung lösen.
- ▶ Das Wort /nicht/ zweimal hintereinander sprechen, jedesmal mit dem /t/ lösen.
- ▶ Dann das Übungswort in einen Satz einbinden: /Das glaub' ich nicht!/. Die Spannung über den gesamten Satz halten und erst am Ende lösen, das /ch/ [ç] wird jetzt nicht mehr gedehnt.

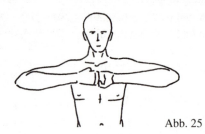

Abb. 25

(b) Kurze Ausrufe[62]

Gelingt die Übung wie unter (a) beschrieben gut, können andere Übungswörter eingesetzt werden. Bei jedem Wort/Satz unterstützend das "Händehaken" einsetzen, wie unter (a) beschrieben. Bei längeren Sätzen erfolgt das Abspannen jeweils bei den Atemzeichen (´).

Beispiele: Hopp!   Halt!   Laß!   Komm!
Stop!   Weg!   Raus!   Los!
Pack!   Lauf!   Gleich!   Geh!
Zack!   Nein!   Schnell!   Ja!

Du!´– Da fällt mir was ein!´   Lauf!´– Nur zu!´
He!´– Was macht ihr da?´   Was!´– Du kommst?´
Auu!´– Das tut aber weh!´   Halt!´– Paß doch auf!´
Aaa!´– Wer kommt denn da?´   So so!´– Du warst es also!´

Ne ne!´– Das glaub' ich nicht!´
Ach was!´– Ich will nicht!´
Aber ja!´– Laß mich doch in Ruhe!´
Hör mal!´– Da war doch was!´

Iiii!´– Bleib mir weg damit!´
Oho!´– Was sind das für Töne?´
Du!´– Mach das nicht noch einmal!´

Husch-husch!´– Alle weg!´

2. Hand- und Fußdruck

HINWEIS

Das Einspielen der Bewegung zunächst mit Silben begleiten, erst wenn der Bewegungsablauf keine Aufmerksamkeit mehr erfordert, kurze Sätze und Gedichte hinzunehmen. – Mit Lösen des Druckes gleichzeitig die Artikulationsspannung und die Spannung der Bauchdecke lösen. – Abspannen jeweils bei den Atemzeichen (´). – Die Atemzeichen in der Textmitte können auch übergangen werden.

VORGEHEN

(a) Handdruck[63]

➤ Im Sitzen die Hände neben dem Becken an der Stuhlkante abstützen.
➤ Mit Phonationsbeginn Druck der Handballen nach unten aufbauen, mit dem Endlaut plötzlich loslassen.

(b) Fingerdruck

➤ Mit dem Zeige- oder Mittelfinger bei Phonationsbeginn auf den Oberschenkel/Tisch drücken.
➤ Den Druck mit dem Endlaut plötzlich loslassen.

(c) Fußdruck

➤ Sich einen kleinen Ball unter den Fußballen legen.
➤ Mit Phonationsbeginn Druck mit dem Fuß nach unten auf den Ball geben, mit dem Endlaut plötzlich loslassen.

Textbeispiele:

      Riesenrad

      Wär das nett´
      wenn ich einen´
      Riesen hätt´
      sagte sich´
      das Riesenrad´
      Ohne Riesen´
      ist es fad´

                (Spohn 1980)

      Wer war's?

      Der Wind,´ wenn er weht,´
      treibt dies´ und das.´
      Hier liegt´ in einem Garten´
      ein Buch´ im Gras.´

      Flink´ blättert er weiter´
      bis Seite hundert.´
      Als Gisela wiederkommt,´
      ist sie verwundert.´

              (Guggenmos 1967)

3. Intention und Gestik[62]

VORGEHEN

Sich im Stehen oder Sitzen an ein imaginäres Publikum wenden und mit vorgegebenen Vorstellungshilfen, unterstützt durch Mimik und Gestik, die folgenden Sätze üben. Bei jedem Atemzeichen (´) abspannen.

Beispiele:

Ein altes Auto anpreisen und verkaufen wollen:
Er läuft´– und läuft´– und läuft´ ... und läuft immer noch!

Sich wehren:
Laß los´– laß los´– laß los´ ... sonst schreie ich!´

Jemanden überzeugen wollen:
Doch doch´– doch doch´– doch doch´ ... das geht gut!´

Jemanden von etwas abhalten wollen:
Nicht´– nicht doch´ ... so geht das nicht!´

Beim Ratespiel nichts verraten wollen:
Ich hab's´– ich hab's´– ich hab's´ ... aber ich sag's nicht!´

Jemanden verdächtigen:
Du warst es´– Du warst es´ ... gib es doch zu!´

Jemanden zu etwas ermuntern wollen:
hopp-hopp´– hopp-hopp´ ... lauf doch!´

Ein Marktschreier bietet an:
Drei Kugeln Eis!´
Lose!´
Frische Waffeln!´
Extrablatt!´
Eisgekühlte Coca-Cola!´
Obst,´ Gemüse ´– 60 Pfennig!´
Sondervorstellung ´ Zirkus Roncalli!´
Wer will noch mal?´ Wer hat noch nicht?´
Blusen und Röcke ´– heute im Angebot!´
Wer will Heringe?´ Grüne Heringe?´

4. Geläufigkeit des Abspannens

VORGEHEN
- Im Sitzen oder Stehen satzbegleitend Mimik und Gestik einsetzen.
- Partnergerichtet oder abwechselnd sprechen.
- Lösen der Artikulationsspannung und der Spannung der Bauchdecke am Satzende.
- Vorstellungshilfen geben (z. B. ein Telefonat führen).

So oder so.
Wort für Wort.
Hoch zu Roß.
Voller Spott und Hohn.

Kommst du zu mir?
Komm doch schon her!
Komm doch endlich!
Komm jetzt weg hier!

Komm herüber!
Komm weg da jetzt!
Komm mit zu mir!
Geh jetzt endlich!

Geh doch weg da!
Geh weg von hier!
Geh mit nach Haus!
Geh schon raus da!

Keiner hört mich!
Gib mir das jetzt!
Gib her zu mir!
Laß das sein jetzt!

Laß doch gut sein!
Gut so, ich komme!
Gut, ja, mach das!
Nicht jetzt sofort!

Nicht schon morgen!
Nicht doch, laß mich!
Kannst du kommen?
Ich geh' hinaus!

Du nicht? Ich schon!
Ich komm' schon nach!
Ich kann das nicht!
Ich will jetzt nicht!

Das glaub' ich nicht!

Sonne und Mond.
Betrogene Hoffnung.
Von Schrot und Korn.
Der verlorene Sohn.

Wo denn nur hin?
Wer will denn das?
Wie weit denn schon?
Ach so, sie sind es!

Wieso denn nicht?
Wieviel macht das?
Wer weiß denn das?
Mach doch schneller!

Doch, hier war das!
Womit denn nur?
Ja fein, das geht gut!
Geduld, Geduld!

Stopp, halt mal an!
Halt, hör doch zu!
Nicht so laut bitte!
Du meine Güte!

Muß das denn sein?
Immer wieder!
Auf jeden Fall!
Das paßt mir nicht!

Nein, das glaub' ich nicht!
Das sollst du nicht!
Das geht jetzt nicht!
He, hier bin ich!

Achtung, paß auf da!
Auf Wiedersehen!
Das schmeckt sehr gut!
So, jetzt geht's los!

Was denn, wer kommt?

C. Atemrhythmisch Angepaßte Phonation

Für die Atemrhythmisch Angepaßte Phonation, die durch ein "Höchstmaß an Ökonomie und Kontakt ausgezeichnet" ist, nennen Coblenzer/Muhar (1986) folgende Vorgänge:
- Koordination von Atmung, Stimme, Artikulation und Gestik,
- Umwandlung von Atemluft in Klang,
- Sprechbeginn und Verbleib in der Atemmittellage,
- Gliederung der Phonationsabschnitte dem individuellen Atemrhythmus entsprechend,
- Phonation im Bereich der Indifferenzlage.

ZIELE
- Erarbeitung der individuellen Phrasenlänge bei Phonation
- Einsetzen des Abspannens zwischen den Phrasen
- reflektorische Atemergänzung als müheloses und geräuschloses Zu-Luft-Kommen bei Phonation
- Phonation aus der Atemmittellage
- Inspiration im Bereich der Atemmittellage

1. Phrasenverlängerung durch Pendeln

HINWEIS

Siehe Kapitel II, Übung 8, S. 39 f, und Kapitel IV, Übung 9, S. 87 f. – Damit sich der Patient auf die Körperbewegung konzentrieren kann, ist es bei längeren Texten sinnvoll, daß der Therapeut die einzelnen Phrasen vorspricht.

VORGEHEN
- ➤ Auf der Hockerkante sitzend, ein Knie in die gefalteten Hände legen (Arme sind gestreckt), das andere Bein leicht strecken (Abb. 3, S. 39),
- ➤ langsam vor- und zurückschaukeln.
- ➤ Zunächst den Atemablauf wahrnehmen.
- ➤ Die Bewegung soll sich dann dem Atemrhythmus anpassen: beim Vorschwingen ausatmen und beim Rückschwingen einatmen (Pendellänge richtet sich dabei nach dem individuellen Atemrhythmus).
- ➤ Ist der Bewegungsablauf gut mit dem Atemrhythmus koordiniert, beim Vorschwingen Phonation einsetzen:
  - Silben und kurze Wörter, z. B. /jaa/ [jɑ:], /soo/ [zo:], /hoo/ [ho:]
  - kurze Sätze, z. B. /so war es/

➤ Dann gezielte Phrasenverlängerung durch Einsatz von Gedichten bzw. kurzen Texten: Der Therapeut "pendelt" im Rhythmus des Patienten mit, jedoch gegengleich zu dessen Pendelbewegung, und gibt den Text während der Einatemphase des Patienten vor, der ihn dann nachspricht.

Beispiele:

(a) Gedichte

>Sie
>Sie suchte
>Sie suchte den ganzen Tag
>Sie suchte den ganzen Tag ein Jahr
>Sie suchte den ganzen Tag ein Jahrbuch
>
>Sie
>Sie fotografierte
>Sie fotografierte Salz
>Sie fotografierte Salzburg
>
>Sie
>Sie will
>Sie will endlich
>Sie will endlich klagen
>Sie will endlich Klagenfurt sehen
>
>(Ekker/Leiter 1983)

(b) "Bandwurmsatz"

Therapeut und Patient bilden gemeinsam einen Bandwurmsatz, indem sie abwechselnd je ein Wort hinzufügen wie unter (a). Wird der Satz zu lang für eine Ausatemphase, wird er der individuellen Phrasenlänge angepaßt: Er muß dann auf zwei Ausatemphasen gesprochen werden.

2. Atemrhythmisch Angepaßte Phonation mit begleitender Körperbewegung

HINWEIS

Bewegungsablauf zunächst ohne Einsatz von Phonation einüben. Dann aufeinander aufbauend die Bewegung erst mit Silben, dann mit Wörtern, später mit Gedichten und Texten begleiten. Dabei die individuelle Phrasenlänge für den Patienten herausfinden. Ausmaß und Tempo der Bewegung richten sich nach dem individuellen Atemrhythmus. – Für diese Übungen eignen sich besonders Gedichte.

VORGEHEN

(a) Keulenschwingen

➤ Locker stehen,
➤ in jeder Hand eine Keule zwischen Zeige- und Mittelfinger halten, so daß die Kugel der Keule in der Hand liegt (Abb. 26).
➤ Mit locker herunterhängenden Armen die Keulen in weit ausholenden Armbewegungen gegengleich vor- und zurückschwingen, ohne dabei in den Ellenbogen abzuknicken.
➤ Bei jedem Schwung in den Knien nachgeben,
➤ dazu Silben, Wörter und Gedichte einsetzen: Die Phonation erfolgt immer bei Vorschwingen der Keule der gleichen Seite. Während des Vorschwingens der Keule der anderen Seite erfolgt die Einatmung, Phonation z. B. auf die Silben /hop/ [hɔp], /flop/ [flɔp], /lauf/ [la̰uf].

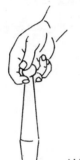

Abb. 26

(b) Ballwerfen (Partnerübung)

Therapeut und Patient stehen sich in lockerem Stand gegenüber und werfen sich einen Ball mit Armschwung von unten her zu. Die Partner sprechen abwechselnd jeweils beim Ballwurf einen Satz oder Satzteil.

Beispiele:

Mögliche Einteilung der Phrasen. Atemzeichen (´) markieren die Sprechpausen, in denen exakt und konsequent abgespannt werden sollte:

1. Durchgang: Annett

        Ich kannte´eine Annett,´
        die sprang´vom Dreimeterbrett.´
        Die hat´sich alles´getraut.´
        Der hat es´vor gar nichts´gegraut,´
        außer´vor Pudding´mit Haut.´   (Guggenmos 1984)

2. Durchgang: Ich kannte eine Annett,´
die sprang vom Dreimeterbrett.´
Die hat sich ´alles getraut.´
Der hat es ´vor gar nichts gegraut,´
außer ´vor Pudding mit Haut.´

Die zwei Wurzeln

Zwei Tannenwurzeln groß und alt
unterhalten sich im Wald.

Was droben in den Wipfeln rauscht,
das wird hier unten ausgetauscht.

Ein altes Eichhorn sitzt dabei
und strickt wohl Strümpfe für die zwei.

Die eine sagt: knig. Die andre sagt: knag.
Das ist genug für einen Tag.

(Morgenstern 1971)

3. Litanei[64]

HINWEIS

Die zu Beginn der Übung zunächst monotone Sprechweise erleichtert konsequentes Abspannen sowie die rhythmische Gliederung eines fortlaufenden Textes. – Im Verlauf der Übung werden Kontakt zu den "Zuhörern" (Intention) und Textausdruck mehr und mehr aufgebaut, bis in der letzten Steigerungsstufe ein Höchstmaß an Intention erreicht ist. – Während der gesamten Übung sollten Lockerheit und "Durchlässigkeit" des Körpers erhalten bleiben. Auf konsequentes Abspannen achten.

VORGEHEN
- ► Locker stehen, die Arme hängen, die Hände sind vor dem Körper gefaltet.
- ► Dann mit lockeren Knie- und Fußgelenken leicht vor- und zurückschwingen, dabei die Daumen umeinanderdrehen und mit monotoner Stimme einige Zeilen eines Textes sprechen (auswendig oder nachsprechen).
- ► Vor sich hinschauen, zunächst keine Intention / keinen Blickkontakt zu gedachten Zuhörern.

Steigerungsmöglichkeiten:

➤ Zunahme von Intention: Blick zu den gefalteten Händen, dabei weiterhin Daumen drehen, vor- und zurückschwingen.
➤ Gefaltete Hände in Augenhöhe nehmen, Blick auf die Hände richten, weiterhin Daumen drehen, vor- und zurückschwingen.
➤ Blickkontakt über die gefalteten Hände hinweg zum gedachten Zuhörer aufnehmen, weiterhin Daumen drehen, das Schwingen beenden, locker stehen.
➤ Blickkontakt und Zuwendung zu gedachten Zuhörern halten, die Hände lösen, textentsprechend Gestik und Mimik einsetzen.

Textbeispiele:

        Das Fräulein stand am Meere

        Das Fräulein stand am Meere
        Und seufzte lang und bang,
        Es rührte sie so sehre
        Der Sonnenuntergang.

        Mein Fräulein! sein Sie munter,
        Das ist ein altes Stück;
        Hier vorne geht sie unter
        Und kehrt von hinten zurück.

                    (Heine)

Plötzlich traf ein ungeheurer Donner mein schlummerndes Ohr; ich taumelte bebend auf, und siehe, da war mirs, als säh ich aufflammen den ganzen Horizont in feuriger Lohe, und Berge und Städte und Wälder wie Wachs im Ofen zerschmolzen, und eine heulende Windsbraut fegte von hinnen Meer, Himmel und Erde – da erscholls aus ehernen Posaunen (…)

                                                    (Schiller)

VII. Resonanz

Resonanz bedeutet, daß "Schwingungen eines tönenden Körpers auf andere zum Mitschwingen geeignete Körper oder auf Luft in halbgeschlossenen Räumen übertragen werden: das hat meist eine Verstärkung des Tones zur Folge" (Hofbauer 1978).

In bezug auf die Stimmgebung entsteht Resonanz durch Mitschwingen der Luft unter- und oberhalb der Glottis. Die größere relative Weite im Rachen hat einen "weicheren, geschmeidigeren, volleren und meist dunkleren" Stimmklang zur Folge, während die faukale Enge eine "härtere, sprödere, meist hellere und gedrückte" Stimme aufweist (Wängler 1974).

Nach Coblenzer/Muhar (1986) ist die Resonanz um so besser, "je konstanter die Luftmenge im System bleibt". Daher ist für die Erarbeitung einer guten Resonanz die "Tonstütze" zur Verhinderung zu hoher Luftflucht bei der Phonation wichtig (s. Kapitel IV, S. 88 – 90).

ZIELE

- Entlastung des Kehlkopfes
- Schaffen und Ausnutzen von Resonanzräumen
- Lockerung und Weitung des Ansatzrohres
- Klangvolle Ausformung des im Kehlkopf gebildeten Grundtones durch Größen- und Formveränderung des Ansatzrohres
- Verbesserung der Tragfähigkeit und Resonanzbreite der Stimme

HINWEIS

Voraussetzungen für die Übungen zur Resonanz sind erste Erfahrungen in den Bereichen Selbstwahrnehmung, Lockerung, Haltung und Atmung.

Im menschlichen Körper unterscheidet man zwei große Resonanzbezirke (Hofbauer 1978):

1. *Kopfresonanz* mit wiederum zwei Resonanzbereichen

    a) Kuppel – hintere Resonanzräume (von der Glottis bis in den Hinterkopf): Klangprodukt ist weich, rund, samtig und dunkel.

    b) Maske – vordere Resonanzräume wie Mundhöhle, Nasenraum, Stirn, Augenhöhle: Klangprodukt ist hell, strahlend, glänzend.

2. *Brustresonanz.* Durch die Engebildung je nach Artikulationsstelle der Konsonanten ergibt sich eine unterschiedliche Koppelung und Ausnutzung der Resonanzräume:

/l/ – Mundhöhle und Maske
/n/ – Nasenresonanz und Maskenklang
/ng/ – Nasen- und Kuppelresonanz
/m/ – Mundhöhle
/r/ – Rachenraum
/w/ – vordere Resonanzbezirke und Körperresonanz
/s/ – Maske

1. Lockerung der Artikulationsmuskulatur

ZIELE

- Verbesserung der Beweglichkeit
- Lösen verspannter Artikulationsmuskulatur durch Bewegung

VORGEHEN

(a) Zunge, Wangen, Lippen[65]

- Die leicht geöffneten Lippen im Wechsel nach vorne runden und breitziehen, Tempowechsel.
- Mit locker geschlossenen Lippen und kleinem Kieferwinkel zwischen extrem gespitztem und breitgezogenem Mund wechseln, langsam beginnen und das Tempo steigern.
- Die Lippen zusammenpressen, einen Augenblick halten, die Spannung dann wieder lösen.
- "Lippenflattern": Die Lippen liegen locker aufeinander, die Mundwinkel sind nicht angespannt, dann mit dem Ausatemstrom die Lippen "flattern" lassen (Pferdeschnauben).
- Wangen und Lippen von innen mit der Zunge mit kräftigem Druck ausstreichen.
- Alle allgemein bekannten Übungen zur Verbesserung der Zungenbeweglichkeit.

(b) Kiefermuskulatur

- Die Lippen liegen locker aufeinander, kleiner Kieferwinkel. Mit den Fingerkuppen beider Hände die Kiefergelenke massieren: durch kleine, kreisende Bewegungen die Muskulatur lockern.[66]
- Mit beiden flach aufgelegten Händen von den Schläfen abwärts über die Wangen streichen. Unterkiefer dabei loslassen, so daß sich der Mund etwas öffnen kann. Die Zunge liegt locker am Mundboden.[67]
- Den Unterkiefer etwas öffnen und:
  ➤ locker hin- und herbewegen
  ➤ locker vor- und zurückbewegen

- ➤ horizontal kreisen
- ➤ vertikal kreisen
- ➤ die Silbenfolge /ja-ja-ja/ mehrmals locker hintereinander sprechen

Darauf achten, daß die Zunge dabei nicht angespannt wird.[68]

2. Wahrnehmung des Mundraumes

ZIELE

- Begrenzungen des Mundraumes erfahren
- Differenzierung weicher und fester Anteile im Mundraum

VORGEHEN

- Bei geschlossenem Mund mit der Zungenspitze den Mundraum erkunden.
- Mit der Zungenspitze die Zahnrillen und den Mundraum ertasten, bei geöffnetem oder geschlossenem Mund.
- Versuchen, die Zunge locker am Mundboden abzulegen, der Mund ist dabei etwas geöffnet, evtl. Spiegel als Kontrolle hinzunehmen.

3. Gesichtsmassage

ZIEL

Lösen von Verspannungen im Gesichtsbereich

HINWEIS

Die Übung gemeinsam durchführen. – Der Therapeut sollte durch eigenes Vorbild und verbale Hinweise Möglichkeiten für das Grimassieren geben. – Auf Lockerheit des Unterkiefers und der Zunge hinweisen.

VORGEHEN

- ➤ Locker aufgerichtet auf dem Hocker sitzen, Füße hüftbreit auseinander.
- ➤ Zunächst alle Gesichtsmuskeln durch Grimassieren dehnen und lockern.
- ➤ Die zum "V" gespreizten Mittel- und Zeigefinger jeder Hand um die Lippen legen: Die Fingerspitzen berühren sich.
- ➤ Dann die Lippenpartie mit flach aufgelegten Fingern und leichtem Druck zur Seite hin über die Mundwinkel hinaus ausstreichen.
- ➤ Dann das Kinn zwischen die zum "V" gespreizten Mittel- und Zeigefinger jeder Hand nehmen: Die Fingerspitzen berühren sich in der Mitte.
- ➤ Mit leichtem Druck der flach aufgelegten Finger beidseits am Unterkiefer entlang in Richtung der Ohren ausstreichen.

➤ Dann die Fingerkuppen beider Hände an die Nasenwurzel legen und beidseits seitlich über die Wangen bis zu den Ohren ausstreichen.
➤ Die zum "V" gespreizten Mittel- und Zeigefinger jeder Hand um die Augen legen: Die Fingerspitzen berühren sich hier nicht.
➤ Beidseits mit leichtem Druck mit flach aufgelegten Fingern zur Schläfe hin ausstreichen.
➤ Von der Stirn über den Kopf bis zum Nacken mit einer flach aufgelegten Hand ausstreichen.
➤ Nachspüren.

4. Gähnen

Das Gähnen, das als Vorübung bei der Erarbeitung des Atemwurfs von Fernau-Horn beschrieben wird, geschieht ausschließlich tonlos und bei geschlossenem Mund, denn nur "bei ruhig stehendem Unterkiefer können M. geniohyoideus und M. sternohyoideus nach dem Gesetz vom Parallelogramm der Kräfte das Zungenbein schräg nach abwärts ziehen, eine Bewegung, der der Kehlkopf zwangsläufig folgen muß" (Fernau-Horn 1955/56).

Das hier beschriebene Gähnen mit geöffnetem Mund hat die Ziele, die Artikulationsmuskulatur zu lockern und über Ton und Bewegung Körperspannung abzubauen.

ZIELE

- Weitung des Ansatzrohres (tonloses Gähnen mit geschlossenem Mund)
- Tiefstellung des Kehlkopfes (Gähnen mit geöffnetem Mund)
- Lockerung der Artikulationsmuskulatur (Gähnen mit geöffnetem Mund)

HINWEIS

Dem Patienten kann anhand von Schaubildern (Abb. 27, S. 122) der Unterschied zwischen Ruhe- und Gähnstellung verdeutlicht werden:

- Aus dem Kieferwinkel wird eine Kurve, zur Eigenkontrolle kann man während des Gähnens einen Finger quer in die Halsbeuge legen
- Kehlkopf sitzt tiefer
- Zunge liegt am Mundboden
- Kehldeckel kann sich aufrichten
- durchgehende Weite des Ansatzrohres

VORGEHEN

➤ Locker stehen oder sitzen und bei geöffnetem Mund mit begleitendem Dehnen leise und laut gähnen.

122 Resonanz

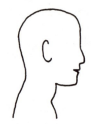
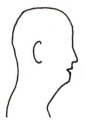

Abb. 27

a) Ruhestellung,
Ausgangsposition

b) Gähnstellung

▶ Allmählich übergehen zu tonlosem Gähnen und Gähnen bei geschlossenem Mund: Weitegefühl im Hals muß erhalten bleiben.

Hilfen zum Auslösen des Gähnens:

Gemeinsam mit dem Patienten ausprobieren, mit welcher Hilfe er gut zurechtkommt, um die Weite zwischen Zungengrund und Gaumen zu erlangen, die das Gähnen auslöst, z. B.:

- Die Zunge fest gegen den Gaumen drücken und die Spannung einige Sekunden halten.
- Die Zunge wie einen Stempel gegen verschiedene Stellen des Gaumens drücken: von vorn beginnend nach hinten gehen.
- Ein /O/ formen, dann die Lippen langsam mit der Vorstellung aufeinanderlegen, eine gedachte Luftkugel im Mundraum einzuschließen.[69]
- Sich eine Seifenblase im Mundraum vorstellen, darüber hinweg vorsichtig einatmen, ohne daß die gedachte Seifenblase zerplatzt.
- Vorstellung: eine heiße Kartoffel im Mund kühlen.

5. "Pleuel-Übung"[70]

VORGEHEN

▶ Die Zunge bei halb geöffnetem Mund hinter die unteren Schneidezähne legen.
▶ Den Zungenrücken bei ruhig gehaltenem Unterkiefer wiederholt rasch und kräftig nach vorne rollen: Die Zungenspitze bleibt im Mund. Die Zunge trotzdem so locker halten, als ob sie heraushängen könnte.

6. Vorstellungshilfen

ZIELE

- Erweiterung des Resonanzraumes
- Bewußtmachen der Resonanzräume

VORGEHEN

- Sich vorstellen, daß sich Pfefferminzgeschmack mit der Einatmung bei leicht geöffnetem Mund im gesamten Mundraum verteilt.
- Staunen mit leicht geöffnetem Mund (weniger gespannt als Gähnen).
- Sich bei Summen von /m/ ein Luftpolster zwischen den Zähnen vorstellen. – Gegenprobe: Zusammenbeißen der Zähne, Klangveränderung wahrnehmen.
- Schnuppernd durch die Nase einatmen, als wolle man einen angenehmen Duft wahrnehmen. Diesen Duft mit dem Einatem in den ganzen Körper eindringen und nachwirken lassen.[71]

7. Weite für Vokale über /ng/[72]

ZIEL

Weitung des Ansatzrohres

VORGEHEN

➤ Aus der Gähnstellung heraus von einem klingenden /ng/ langsam auf das /a/ [α:] übergehen.
➤ Um eine zu starke Verkleinerung des supraglottischen Raumes zu verhindern, ist es notwendig, das /ng/ vor jeden Vokal zu stellen.
➤ Dann ebenso mit den anderen Vokalen üben (o, u, ü, i, ö, e).
➤ Später das /ng/ weglassen und trotzdem möglichst gleiche Klangfarbe erzielen.

8. Kombination stimmhafter Konsonanten mit Vokalen

Während die Konsonanten eine Koppelung der Resonanzräume bewirken, haben die Vokale die Funktion des Klangträgers. Tabelle 1 (S. 124) zeigt Möglichkeiten, Vokale in Verbindung mit stimmhaften Konsonanten zu üben.

Tabelle 1: Vokale in Verbindung mit stimmhaften Konsonanten (aus: Martens 1988, 146).

	[ɑ:] / [a]	[o:] / [ɔ]	[e:] / [ɛ]	[ø:] / [œ]	[ɛ:] / [ɛ]	[u:] / [ʊ]	[i:] / [ɪ]	[y:] / [ʏ]
[m]	mahnen Mann	Mohn Momme	Memel Memme	Möhne Mönch	Mähne Männer	Muhme Mumme	Mine Minne	Mühle Müller
[n]	Namen nannte	None Nonne	nehmen nennen	Nöte Nönnchen	nähmen Nelken	nun Nummer	niemals nimmer	genügen Nücken
[l]	lahm Lamm	Lohn London	Lehm Lämmer	Löwe Löffel	lähmen Lenden	Luna Lump	Line Linnen	Lüneburg Lümmel
[z]	Samen Samt	Sohn Sonne	Seele Semmel	Söhne Söller	Säle selten	Suhle Summe	Sinus sinnen	Sühne Sünde
[v]	Wahn wann	wohnen Wonne	wen wenn	gewöhnen gewönnen	wählen Wellen	Wune Wunde	Wien gewinnen	wühlen Wülste
[j]	Jahn Jammer	johlen Jolle	jener Jänner	Jötunheim* Jörg	jäten jetzt	Juni jung	jiepen jiddisch	Jülich Jünger

* Heim der Riesen

9. Summübung / Finden der Indifferenzlage

HINWEIS

Eignet sich als Kontrollübung zwischen den Wort- und Satzübungen, um Körpergefühl / Weite im Ansatzrohr zu kontrollieren.

VORGEHEN

(a) Konsonanten und Vokale

➤ Locker stehen oder sitzen.
➤ Zunächst die stimmhaften Konsonanten (m, w, n, l, s) summen, dabei auf Stimmgebung ohne Atemdruck achten.
➤ Dann die Konsonanten mit Vokalen in folgender Reihenfolge miteinander verbinden: o-ö-u-ü-i-e-a; der Vokal wird jeweils in gleicher Tonhöhe an den Konsonanten gehängt.
➤ Vorstellungshilfe: mit den Händen vom Mund ausgehend nach vorn den Ton als eine große Seifenblase darstellen.
➤ Durch eine Armbewegung nach vorn die Verbindung zum Partner herstellen.
➤ Vibrationsempfinden im vorderen Mundbereich wahrnehmen.

(b) Summen mit Vibration
➤ Locker stehen oder sitzen.
➤ Sich mit den Fingerkuppen (Handgelenke locker!) den Brustkorb vorsichtig abklopfen, dabei auf /m/ oder /w/ summen: Stimmgebung ohne Atemdruck.
➤ Indifferenzlage finden und die Vibration wahrnehmen.

10. Summen und Sprechen mit Kaubewegungen

Die Anregung für diese Übung mit Kauphonation[73] geht auf die von Orthmann (1956) beschriebene Kaumethode (ursprünglich "Chewing approach" nach Froeschels) zur Behandlung hyperfunktioneller Dysphonien zurück.

Froeschels geht vom Gebrauch der gleichen Muskulatur für die Nahrungsaufnahme und das Sprechen aus und legt die Übertragung der mit der Nahrungsaufnahme verbundenen "Lustgefühle" auf das Sprechen zugrunde. Er verbindet beide Bewegungen, um Sprechen und Stimmgebung zu verbessern. (Auf seine gesamte Therapiemethode kann an dieser Stelle nicht weiter eingegangen werden.)

ZIELE
- Lockerung der Artikulationsmuskulatur
- Weitung der Resonanzräume
- Finden der Indifferenzlage

HINWEIS
Fällt dem Patienten das genußvolle Kauen ohne Nahrung schwer, kann er entweder zu Hause allein oder gemeinsam mit dem Therapeuten mit Nahrung oder Kaugummi üben.

VORGEHEN
➤ Kauen mit der Vorstellung, einen besonders "schmackhaften Bissen" im Mund zu haben.
➤ Das Kauen mit Silben begleiten, Phonation erfolgt in der Indifferenzlage:

u: mlum – jum – njlum ...
o: mlom – jlom – njlom ...
a: nlam – jlam – bjam ...

Gleiches Vorgehen mit: e, i, au, ei, ä, ö, ü

Steigerungsmöglichkeiten:
➤ Kurze Wörter zwischen den Kausilben einschieben, die Stimme bleibt monoton (z. B. mjam – Laub – mjam).

- Kurze Sätze einschieben, die Stimme bleibt monoton.
- Kausilben vor jeder Zeile eines Gedichtes einsetzen. Die bisher monotone Sprechweise durch natürliche Akzente (Dynamik, Melodie, Rhythmus) beleben.
- Die Kausilben intermittierend als Erinnerungshilfe im Text einsetzen.
- Gespräch/Text ohne Kauphonation, erarbeitete Resonanz soll erhalten bleiben.

11. Wahrnehmung der Veränderung von Tonqualitäten[74]

ZIEL

Wahrnehmen des Zusammenhanges von Körperhaltung/Kopfhaltung und Tonqualität.

VORGEHEN

(a) Veränderung der Kopfhaltung

- Locker stehen, den Kopf in den Nacken legen und ein /o/ in mittlerer Stimmhöhe tönen.
- Während des Weitertönens den Kopf nach vorn nehmen, bis das Kinn das Brustbein berührt.
- Pause: Kopf in Mittelposition.
- Die Übung dann in umgekehrter Reihenfolge wiederholen.
- Tonqualitäten wahrnehmen und miteinander vergleichen.
- Mittelposition für gute Tonqualität suchen.

(b) Veränderung der Körperposition

- Der Patient soll einen Testsatz (z. B. aus der Wettervorhersage) in verschiedenen Körperpositionen sprechen:
  - in Rückenlage
  - sitzend mit baumelnden Beinen
  - stehend
- Tonqualitäten wahrnehmen und vergleichen.

12. Festigung des vorderen Ansatzes

VORGEHEN

Sich bei Summen von m/w eine Glaskugel oder Seifenblase im Mundraum vorstellen, den Phonationsstrom darüber hinweg gleiten lassen.

Beispiele:

Monika möchte mit Moritz Monopoly spielen.
Sonne und Mond wohnen oben.
Milch macht müde Männer munter.
Montag morgen hole ich Muscheln.

Wenn mancher Mann wüßte, wer mancher Mann wär',
Gäb mancher Mann manchem Mann manchmal mehr Ehr'.
Da mancher Mann nicht weiß, wer mancher Mann ist,
Drum mancher Mann manchen Mann manchmal vergißt.

(aus: Martens 1988)

13. Texte zur Resonanzweitung

VORGEHEN

Folgende Texte im Sitzen oder Stehen mit Konzentration auf die zu schildernden Inhalte sprechen. Diese Intention bringt, nach vorbereitenden Übungen, die nötige Resonanzweite.

Lureley

Singet leise, leise, leise,
Singt ein flüsternd Wiegenlied,
Von dem Monde lernt die Weise,
Der so still am Himmel zieht.

(…)

Singt ein Lied so süß gelinde,
Wie die Quellen auf den Kieseln,
Wie die Bienen um die Linde
Summen, murmeln, flüstern, rieseln.

(Brentano)

Japanische Kurzgedichte

Wenn du singen könntest, Schmetterling,
hätten sie dich längst
in einen Käfig getan.

O schimmernder Mond!
Ich ging auf dich zu und ging und ging
und kam dir doch nicht näher.

Was für ein Märchenbild,
die Weide im Frühlingsmorgen!
Auf den seidenen Fäden ihrer Zweige
hat sie den rinnenden Tau
zu Perlenketten gereiht.

Wundervolle Sommernacht!
Der Mond fliegt
von einer Wolke zur andern.

        (Übertragen von M. Hausmann)[75]

VIII. Artikulation

"Die Laute bilden eine Einheit nicht nur in dem Sinne, daß an dem Verständnis des Gesprochenen sowohl die Vokale als auch die Konsonanten beteiligt sind, sondern auch insofern, als sich die Laute gegenseitig beeinflussen" (Aderhold 1983). Diese gegenseitige Beeinflussung wird als "Koartikulation" bezeichnet. "Die Bildung eines Lautes wird demnach von drei Faktoren bestimmt:

1. von der Artikulation des vorangegangenen Lautes,
2. von der für ihn charakteristischen Bildungsnorm und
3. von der Artikulation des nachfolgenden Lautes" (Aderhold 1983).

Eine gute Ausformung der vorderen Artikulationszone und die Bildung des Mundvorhofes bewirken eine Erweiterung des Resonanzraumes. Daher ist es bei den Übungen sinnvoll, daß die Konsonanten der hinteren Artikulationsgebiete und die Vokale mit Lauten der vorderen Artikulationsgebiete kombiniert werden. Eine exakte Ausformung der Vokale und Konsonanten ökonomisiert das Sprechen hinsichtlich Anstrengung und Lautstärke.

ZIELE

- Ausformung der Vokale und Konsonanten
- Abbau störender Mitbewegungen bei der Artikulation
- Verbesserung der Verständlichkeit
- Kehlkopfentlastung durch lockere Artikulationsmuskulatur
- Erarbeitung der plastischen Artikulation
- Unterstützung der Textbedeutung durch plastische Artikulation

HINWEIS

Voraussetzungen für das Gelingen der Arbeit an der Artikulation sind erste Erfahrungen in den Bereichen Selbstwahrnehmung, Lockerung und Haltung. – Bei Lautfehlbildungen, die der Patient verändern möchte, sind neben den hier aufgeführten Übungen zur Verbesserung der Artikulationsgenauigkeit spezifische Methoden zur Anbahnung und Festigung der betreffenden Laute erforderlich.

A. Vokalbildung

Um für die Silben-, Wort- und Satzübungen in diesem Kapitel einen Anhaltspunkt zur guten Ausformung der Vokale zu haben, sind den Übungen ein Schema zur Verdeutlichung der Kieferöffnung und Lippenstellung (Tab. 2) sowie das Vokalviereck zur Verdeutlichung der Zungenlage (Abb. 28) vorangestellt. Diese Darstellungen können dem Patienten als Erinnerungshilfe für häusliches Üben dienen.

ZIELE

- Koordination von Kieferöffnung und Lippenstellung bei den Vokalen
- Verstärkung der Nutzung des vorderen Ansatzrohres als Resonanzraum

HINWEIS

Allgemein werden die Vokale o/u beschrieben, um mit der Vokalarbeit zu beginnen; dies kann aber auch individuell abweichend sein.

Tabelle 2: Schema für die Kieferöffnung und Lippenstellung (verändert nach Dinkelacker 1987, 10).

Mundwinkelabstand / Zahnreihenabstand	normal	etwa Daumenbreite	etwa Zeigefingerbreite	etwa Kleinfingerbreite
etwas über Daumenbreite	[ɑ:] [a] (Wahl, Wald)			
Daumenbreite	[ɛ:] [ɛ] (wählen, Welt)	[ɔ] [œ] (offen, öffnen)		
Zeigefingerbreite	[e:] (legen)		[o:] [ø:] (Ofen, Öfen)	
Kleinfingerbreite	[i:] [ɪ] (sieben, Sitte)			[u:] [y:] (gut, Güte)

au   [aʊ] = a + u (wie Baum)
ei   [aɪ] = a + i (wie Reim)
eu/äu [ɔʏ] = o + i (wie Räuber)

Vokalviereck

Dargestellt wird das von der Kopenhagener Konferenz (1925) angenommene Schema. "Es handelt sich hier um ein Vokalviereck, das durch die Teilung der a-Laute (tiefste Zungenstellung) in einen vorderen und in einen hinteren a-Laut zustande kommt" (Wängler 1974). Die Zungenspitze hat bei allen Vokalen Kontakt mit den unteren Schneidezähnen.

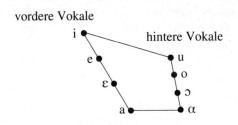

Abb. 28: Vokalviereck (aus: Wängler 1974)

1. Silbenübungen[76]

ZIEL

Geschmeidigkeit der Mundwinkel

HINWEIS

Als Vorübungen eignen sich Übungen zur Lockerung der Artikulationsmuskulatur (s. Kapitel VII, S. 119 f). – Auch ohne Spiegel üben, da für den Patienten die Wahrnehmung der Kinästhetik wichtig ist. Als Hilfe dann einen Zeigefinger parallel zur Unterlippe an das Kinn legen, um die Kieferstellung zu kontrollieren. – Die Lippen bei /e/ und /i/ nicht breitziehen, da Verlust von Resonanzraum durch Anspannung des Mundbodens.

VORGEHEN

Zwei Vokale mit gleichem Zahnreihenabstand in rhythmischem Wechsel erst langsam, dann zunehmend schneller üben: Nur die Mundwinkel arbeiten, der Unterkiefer bleibt ruhig, die Lippen sind locker, die Zungenspitze hat Kontakt mit den unteren Schneidezähnen. Die unterstrichenen Silben werden jeweils betont. Das /h/ kann durch /b/, /d/, /l/, /n/, /m/ ersetzt werden.

he <u>ho</u> he ho / he <u>ho</u> he ho / he <u>ho</u> he ho / he <u>ho</u> he ho
ho <u>he</u> ho he / ho <u>he</u> ho he / ho <u>he</u> ho he / ho <u>he</u> ho he

132 Artikulation – Vokalbildung

hi <u>hu</u> hi hu / hi <u>hu</u> hi hu / hi <u>hu</u> hi hu / hi <u>hu</u> hi hu
hu <u>hi</u> hu hi / hu <u>hi</u> hu hi / hu <u>hi</u> hu hi / hu <u>hi</u> hu hi

he <u>hö</u> he hö ...
hi <u>hü</u> hi hü ...

Steigerungsmöglichkeiten:

➤ Sprechen der Silben langsam mit Fingerkontrolle
➤ Sprechen der Silben langsam ohne Fingerkontrolle
➤ Sprechen der Silben schnell mit Fingerkontrolle
➤ Sprechen der Silben schnell ohne Fingerkontrolle

2. Wortübungen[76]

HINWEIS

Auch ohne Spiegel üben, da für den Patienten die Wahrnehmung der Kinästhetik wichtig ist; dann als Hilfe einen Zeigefinger parallel zur Unterlippe an das Kinn legen, um die Kieferstellung zu kontrollieren.

Die Lippen bei /e/ und /i/ nicht breitziehen, da Verlust an Resonanzraum durch Anspannung; die Zungenspitze hat Kontakt zu den unteren Schneidezähnen.

Das /e/ bei der Endsilbe /-en/ darf nicht "verschluckt" werden, sondern sollte als [ə] gesprochen werden, z. B. haben – [ha:bən], mit der Vorstellung, daß die Endungen wie Kohlensäurebläschen nach oben steigen.

VORGEHEN

Die Wortpaare erst langsam, dann schneller, aber immer sehr exakt sprechen.

Beispiele:

haben	–	Hiebe	Hebel	–	Hobel
Wagen	–	Wiege	leben	–	loben
Lager	–	liegen	Lehne	–	Lohn
Gabel	–	Giebel	Rebe	–	Robe
baden	–	bieten	reden	–	roden
Schale	–	Schild	beten	–	Bote
Gatter	–	Gitter	Kehle	–	Kohle
Ratte	–	Ritter	Seele	–	Sohle

Watte	–	wittern		lesen	–	lösen
wackeln	–	wickeln		Besen	–	böse
Bande	–	binden		Sehne	–	Söhne
Matte	–	Mitte		Schemel	–	schön
Miete	–	Mut		wählen	–	wollen
Flieger	–	Flug		zählen	–	zollen
spielen	–	Spule		kämmen	–	kommen
Kiefer	–	Kufe		Käfer	–	Koffer
Riese	–	Ruß		schälen	–	Scholle
springen	–	Sprünge		Keller	–	Kolle
Riemen	–	rühmen		zerren	–	Zorn
sieden	–	Süden		Herren	–	Horn
bitter	–	Butter		stecken	–	Stöcke
Mitte	–	Mutter		recken	–	Röcke
Kiste	–	Küste		Wärter	–	Wörter
First	–	Fürst		Fährte	–	fordern

rauchen	–	räuchern	–	reichen	Raum	–	räumen	–	reimen
kaufen	–	Käufer	–	keifen	Maus	–	Mäuse	–	Meise
sausen	–	säuseln	–	Seide	laut	–	läuten	–	leiten
schauen	–	scheuen	–	scheinen	Baum	–	Bäume	–	Beine
hausen	–	Häuser	–	heiser				
Kraut	–	Kräuter	–	Kreide				
Frau	–	Fräulein	–	frei				
blau	–	bläulich	–	Blei				

3. Satzübungen

Gelingt die Ausformung der Vokale auf Wortebene gut, kann man Gedichte bzw. kurze Texte einsetzen.

HINWEIS

Die Lippen bei /e/ und /i/ nicht breitziehen, da Verlust an Resonanzraum durch Anspannung des Mundbodens; die Zungenspitze hat Kontakt zu den unteren Schneidezähnen. – Das /e/ bei der Endsilbe /-en/ darf nicht "verschluckt" werden, sondern sollte als [ə] gesprochen werden, z. B. haben – [ha:bən], mit der Vorstellung, daß die Endungen wie Kohlensäurebläschen nach oben steigen.

(a) Lauthäufung

Beispiel: Ritt

> Durch die weite, weißverschneite Heide reiten heiter
> drei kleine Reiter.
> Über einen Graben geht es – hopp!
> Und dann weiter, weiter, weiter, weiter, weiter
> reiten die drei kleinen Reiter heiter
> durch die weite, weißverschneite Heide im Galopp.
>
> (Guggenmos 1980 a)

(b) Gleichzeitige Beachtung aller Vokale

Beispiel: Im Frühling

> Felder sind wie neugeboren,
> Und du gehst auf blanken Wegen,
> Fährt der Wind dir um die Ohren,
> Ist noch feucht vom Frühlingsregen.
>
> Und du gehst und singst im Gehen,
> Tropfen sprühn dir um die Nase,
> Laß den Wind nur fröhlich wehen,
> Immer vorwärts führt die Straße.
>
> Und die fetten Saaten grünen,
> Pfützen blinken auf den Wegen,
> Und du gehst dem jungen kühnen,
> Frühling unverzagt entgegen.
>
> Gehst als Sieger auf den Straßen,
> Gehst als Herr auf eignen Wegen,
> Siehst, wie sich das Leben ründet.
> Laß die Frühlingswinde blasen!
> Auch die Winde, auch der Regen,
> Bruder, sind mit dir verbündet.
>
> (G. Deicke)

B. Konsonanten

Um einen Anhaltspunkt für die Bildung der Konsonanten zu haben, sind den Übungen eine Tabelle zur Einteilung der Konsonanten in die jeweilige Artikulationszone (Tab. 3) sowie eine Beschreibung der Bildung der Konsonanten vorangestellt.

Bei der Bildung der Konsonanten ist es wichtig, "daß an entsprechenden Hemmstellen ein Ventilmechanismus in Funktion tritt" (Coblenzer/Muhar 1986). Ohne die Öffnung dieses "Ventils", die nur bei exakter Artikulation möglich ist, kann keine reflektorische Zwerchfellbewegung erfolgen (s. Kapitel VI, S. 101–117).

ZIELE
- Unterstützung der Tragfähigkeit der Stimme
- Unterstützung der Resonanz
- Erarbeiten der plastischen Artikulation

Tabelle 3: Einteilung der Konsonanten in Artikulationszonen

Artikulationszone	1 Lippen, obere Schneidezähne		2 Alveolen, vorderer Gaumen, Zungenspitze		3 Gaumen, Zungenrücken	
Stimmgebung	mit	ohne	mit	ohne	mit	ohne
Explosivlaute	b	p	d	t	g	k
Reibelaute	w	f	s	ss sch	j	ch 1 ch 2
Nasallaute	m		n		ng	
Zitterlaut					r	
Lateralengelaut			l			

Das /h/ als Öffnungskonsonant ist keiner der drei Artikulationszonen zuzuordnen.

Beschreibung der Bildung der Konsonanten:

Erste Artikulationszone

B [b] Lippenschluß ohne Druck; Zungenspitze hat Kontakt mit den unteren Schneidezähnen; leichte Kieferöffnung; Velum gehoben; Lösung des Lippenschlusses durch Steigerung des intraoralen Druckes; Phonation mit Stimmgebung.

136 Artikulation – Konsonanten

P [p] Bildung wie /B/, aber gespannter und stimmlos.

W [v] Unterlippe liegt mit der Innenkante leicht an den oberen Schneidezähnen; Zunge flach am Mundboden, Zungenspitze hat Kontakt mit den unteren Schneidezähnen; kleiner Kieferwinkel; Velum gehoben; Phonation mit Stimmgebung.

F [f] Bildung wie /W/, aber gespannter und stimmlos.

M [m] Lippen locker geschlossen; Zunge flach am Mundboden, Zungenspitze hat Kontakt mit den unteren Schneidezähnen; geringer Kieferwinkel; Phonation mit Stimmgebung und nasaler Beteiligung.

Zweite Artikulationszone

D [d] Mund leicht geöffnet; vorderer Zungenrand liegt am Zahndamm der oberen Schneidezähne; kleiner Kieferwinkel; Velum gehoben; Lösung des Verschlusses mit Stimmgebung.

T [t] Bildung wie /D/, aber gespannter und stimmlos.

S [z] *apikal:* Lippen leicht geöffnet und gespannt; freischwebende Annäherung der Zungenspitze an die Hinterfläche der oberen Schneidezähne, Bildung einer medianen Rinne; kleiner Kieferwinkel; Velum gehoben; Phonation mit Stimmgebung.
dorsal: Lippen leicht geöffnet und gespannt; Zungenspitze hat Kontakt mit der Hinterseite der unteren Schneidezähne, Bildung einer medianen Rinne; kleiner Kieferwinkel; Velum gehoben; Phonation mit Stimmgebung.

SS [s] Bildung wie stimmhaftes /S/, aber gespannter und stimmlos.

SCH [ʃ] Lippen gerundet und vorgestülpt; die Zungenspitze wird etwas weiter zurückgezogen als beim apikalen /S/, Bildung einer breiteren medianen Rinne; Velum gehoben; Phonation ohne Stimmgebung.

N [n] Lippen leicht geöffnet; Zungenspitze liegt von unten an den Alveolaren der oberen Schneidezähne; kleiner Kieferwinkel; Phonation mit nasaler Beteiligung.

L [l] Lippen geöffnet; Zungenspitze hat Kontakt mit dem Zahndamm der oberen Schneidezähne, der hintere Zungenteil ist gesenkt; großer Kieferwinkel; Velum gehoben; Phonation mit Stimmgebung.

Dritte Artikulationszone

G [g] Lippen geöffnet; Zungenspitze hat Kontakt mit den unteren Schneidezähnen; der hintere Zungenrücken wird gegen das Velum gehoben und bildet den Verschluß; mittlerer Kieferwinkel; Velum gehoben; Lösung des Verschlusses mit Stimmgebung.

K [k] Bildung wie /G/, aber gespannter und stimmlos.

NG [ŋ] Bildung wie /G/, aber Phonation mit Stimmgebung und nasaler Beteiligung.

J [j] Lippen leicht geöffnet und seitwärts gespannt; Zungenspitze liegt an den unteren Schneidezähnen, Zungenrücken wölbt sich zum Gaumen, Bildung einer medianen Rinne; kleiner Kieferwinkel; Velum gehoben; Phonation mit Stimmgebung.

CH 1 [ç] Bildung wie /J/, aber gespannter und stimmlos.

CH 2 [x] Lippen geöffnet; Zungenspitze hat Kontakt mit den unteren Schneidezähnen, Zungenrücken wölbt sich gegen das Velum; großer Kieferwinkel; Velum gehoben; Phonation mit stimmlosem Reibegeräusch.

R [R] *Hinterzunge:* Lippen geöffnet; Zungenspitze hat Kontakt mit den unteren Schneidezähnen, Zungenrücken hebt sich gegen das Velum; kleiner Kieferwinkel; Velum gehoben; Phonation mit Stimmgebung.

[r] *Zungenspitze:* Lippen leicht geöffnet; Zungenspitze bewegt sich schnell gegen den oberen Alveolarrand und unterbricht den Luftstrom; mittlerer Kieferwinkel; Velum gehoben; Phonation mit Stimmgebung.

Keiner Artikulationszone zuzuordnen

H [h] Einstellung von Lippenöffnung, Zungenlage und Kieferwinkel hängen vom nachfolgenden Vokal ab; Glottis geöffnet; Reibegeräusche im Ansatzrohr, dadurch behauchter Einsatz des folgenden Vokals.

1. "Korkensprechen"[77]

HINWEIS

Nach Coblenzer/Muhar (1986) beruht der Effekt dieser Übung darauf, daß der "Formungswille", d. h. die Intention zur deutlichen Ausformung der Vokale und Konsonanten, über den Widerstand des Korkens die Verbesserung der Artikulation unterstützt.

Dagegen macht Aderhold (1983) darauf aufmerksam, daß beim "Korkensprechen" die Artikulationsbewegungen der Lippen eingeschränkt sind, die Kieferöffnung fixiert ist und die Artikulationsbewegungen überwiegend durch die Zunge erfolgen. Er gibt zu bedenken, daß sich durch das Festhalten des Korkens die gesamte Artikulationsmuskulatur verspannen kann.

Daher ist darauf zu achten, dem "Korkensprechen" Übungen zur Lockerung der Artikulationsmuskulatur folgen zu lassen (s. Kapitel VII, S. 119 f).

VORGEHEN

➤ Einen Weinkorken (daumendick) zwischen den Schneidezähnen halten, so daß nur ein Stück des Korkens im Mundraum ist.
➤ Mehrmals hintereinander den gleichen Text sprechen, sich dabei bemühen, möglichst deutlich zu sprechen.
➤ Dann den gleichen Text ohne Korken sprechen.
➤ Klangvergleich vornehmen, Schärfenunterschiede zwischen stimmhaften und stimmlosen Plosiven wahrnehmen.

Textbeispiel:

Wo dieses Tier war, führt eine breite Spur. Dennoch ist es gutmütig, es versteht Spaß. Es ist ein guter Freund, wie es ein guter Feind ist. Sehr groß und schwer, ist es doch auch sehr schnell. Sein Rüssel führt einem enormen Körper auch die kleinsten Speisen zu, auch Nüsse. Seine Ohren sind verstellbar: Er hört nur, was ihm paßt. Er wird auch sehr alt. Er ist gesellig, und dies nicht nur zu Elefanten. Überall ist er sowohl beliebt als auch gefürchtet. Eine gewisse Komik macht es möglich, daß er sogar verehrt werden kann. Er hat eine dicke Haut, darin zerbrechen die Messer; aber sein Gemüt ist zart. Er kann traurig werden. Er kann zornig werden. Er tanzt gern. Er stirbt im Dickicht. Er liebt Kinder und andere kleine Tiere. Er ist grau und fällt nur durch seine Masse auf. Er ist nicht eßbar. Er kann gut arbeiten. Er trinkt gern und wird fröhlich. Er tut etwas für die Kunst: Er liefert Elfenbein.

(Brecht)[78]

2. Plastische Artikulation[79]

Plastische Artikulation kann entstehen, wenn Intention und Körperbewegungen begleitend zur Phonation eingesetzt werden, um "Emotionen und große, vom Stimmapparat weit abgelegene Muskelgruppen als Schrittmacher für die Feinmotorik an den Artikulationszonen" zu nutzen (Coblenzer/Muhar 1986). Intention bedeutet hier ein gedankliches Einstellen/Hinwenden auf eine Situation oder Handlung vor dem Bewegungsablauf. Durch diese gesteigerte Aufmerksamkeit wird eine mittlere Körperspannung aufgebaut.

ZIELE

• Verbesserung der exakten Ausformung der Konsonanten
• Bewußtmachen der Trennschärfe gespannt und ungespannt gebildeter Konsonanten

HINWEISE

Auf lockere Körperhaltung achten. – Gähnstellung vor Phonationsbeginn einnehmen.

VORGEHEN

➤ Sich eine Situation vorstellen (intentionale Einstellung), z. B. einen Kieselstein in den Brunnen fallen lassen wollen.
➤ Ein Wort oder einen Satz mit besonderer Betonung der sinntragenden Konsonanten und nur minimalem Atemdruck sprechen, z. B. /plumps/ – der Kieselstein fällt.

Gegenprobe:
- Den Vokal überbetonen, die Konsonanten vernachlässigen. Klangvergleich: Fehler übertreiben, Unterschiede bewußt machen.
- Bewußtes Überbetonen des Anfangskonsonanten: Lippen überspannen oder den Konsonanten zu sehr behauchen oder mit zu hohem Atemdruck beginnen. Klangvergleich: Fehler übertreiben, Unterschiede bewußt machen.

3. Einspielen der plastischen Artikulation mit kurzen Sätzen[80]

HINWEIS

Bei allen Satzübungen ist zu beachten: Gesamtkörperliche Muskelaktivierung zur Vermeidung von Überspannung im Mundbereich, intentionale Zuwendung (Hand-/Fingerbewegung), Intention durch Mimik (Augenzwinkern), Konsonanten zunächst im Zeitlupentempo sprechen, Wirkung bei unterschiedlicher Betonung beobachten.

VORGEHEN

Sich die Situation vorstellen, partnergerichtet sprechen, durch Gesten verschiedene Ausdrucksmöglichkeiten darstellen. Die sinntragenden Konsonanten sind jeweils unterstrichen, können jedoch auch anders gewählt werden.

Zum Beispiel: Was, du kommst?
oder
              Was, du kommst?

(a) Konzentration auf einen Konsonanten

Bitte bleib doch!
Wer bin ich denn?

Wie war das noch?
Wo war das noch?
Was hast du gesagt?

Ping-pong!
Plumps!

Ich bin fix und fertig!
Finderlohn willst du?

Meinst du mich?
Mir bringst du das?

Du, der da ist's.
Dacht ich mir's doch!
Donnerwetter, das war ein Ding!
Mmh, das duftet!
Woher willst du das wohl wissen?

Täusche dich nicht!
Hör mal, da tickt doch was.
Tag für Tag ...

So war das also!
Sag mal ...

Schöne Geschichten machst du da!
Du Schuft!
Schäm dich!

Nein, das möchte ich nicht!
Niemals mache ich das!

Du Lump, du.
Los, wird's bald!
... und lustig war's!

Gib mir's endlich!
Rein gar nichts hast du davon!
Ach, geh mir damit!

Komm, komm, laß gut sein!
Kennst du mich nicht mehr?

Da juckt mich was.
Für jeden ist etwas dabei!

Raus mit dir!
Er rüttelte an der Tür.

Hopp-hopp!
Was haben wir gelacht!

(b) Verschiedene Konsonanten in einem Satz

Papperlapapp, dummes Zeug!
Da, da, da läuft er ja!
Das kostet dich noch was!
Wo ist der Kerl?

Schlau ist dieser Fuchs!
Lächerlich so etwas!
Keinen Deut kümmerst du dich um mich!
Was, du kommst!

IX. Vokaleinsatz

Der Vokaleinsatz, auch als "Sprengeinsatz" (Aderhold 1983) bezeichnet, ist einer der nachstehend beschriebenen Stimmeinsätze. Als Stimmeinsatz wird der Augenblick beschrieben, "in dem die Stimmlippen aus einem schwingungslosen Zustand in die Stimmstellung übergehen und zu schwingen beginnen" (Aderhold 1983). Für den Stimmklang und die Stimmhygiene ist der Stimmeinsatz von großer Bedeutung.

Man unterscheidet:

1. "Schließeinsatz"

a) nach stimmlosen Konsonanten oder /h/ (z. B. Post/Honig): Die Stimmlippen sind offen und müssen nach dem Konsonanten gegen den strömenden Ausatem geschlossen werden.

b) nach stimmhaften Konsonanten (z. B. Morgen): Die Stimmlippen legen sich bereits für den Konsonanten aneinander, erst dann folgt die Phonation.

2. "Sprengeinsatz" (Vokaleinsatz)

Die Stimmlippen schließen vollständig, Öffnung des Glottisschlusses durch die gestaute Luft.

Da es beim Vokaleinsatz auf ein sehr fein abgestimmtes muskuläres Zusammenspiel ankommt, ist er sehr störanfällig. Häufig hört man ein knarrendes Einsatzgeräusch, das auf eine hypertone Spannung im Bereich der Stimmlippen und einen zu hohen Atemdruck hinweist.

ZIEL

Erarbeitung des physiologisch weichen Vokaleinsatzes

A. Erarbeiten des Vokaleinsatzes

HINWEIS

Die Übungen dieses Abschnittes bauen aufeinander auf, daher sollten sie mit dem Patienten in der hier aufgeführten Reihenfolge erarbeitet werden.
    Voraussetzungen sind erste Erfahrungen mit Übungen zur Selbstwahrnehmung, Lockerung und zum Haltungsaufbau.

142 Vokaleinsatz – Erarbeiten des Vokaleinsatzes

Für alle Übungen gilt: Körper muß locker und durchlässig bleiben; Zunge bleibt locker, Zungenspitze liegt an den unteren Schneidezähnen; korrekte Artikulationsstellung der Lippen; nicht auf dem Gymnastikball üben, da die Dynamik hier stört.

Zum Lösen von Spannungen im Artikulationsbereich s. Übungen in Kapitel VII, S. 119–122.

1. Stimmloser Glottisschlag ("Tropfenfall")[81]

VORGEHEN

(a) Erarbeiten des Glottisschlages

➤ Einstellen der Vokalform (Artikulationsstellung in Abhängigkeit vom Vokal), Gähnstellung einnehmen, Glottisschluß
➤ Verschluß der Glottis wahrnehmen.
➤ Lösen des Glottisschlusses aus der gehaltenen Spannung ohne Ausatembewegung und ohne Phonation: Es sollte ein kleiner Knall ("fallender Wassertropfen") zustande kommen, kein Reibegeräusch.

(b) Einspielen des Bewegungsablaufes

➤ Bei guter Schallraumweite (Gähnstellung und Einstellen der Vokalform) stimmlos und fast ohne Luft abzugeben einen Vokal im Sekundenabstand einige Male hintereinander "tropfen" lassen.
➤ Schwierige Vokale (e/a) und einfache Vokale (o/u/i) im Wechsel üben.

2. Stimmhafter Vokaleinsatz[81]

HINWEIS

Der Therapeut sollte mit dem Patienten ausprobieren, ob der Vokaleinsatz leichter mit isoliertem Vokal /o/ [ɔ] oder mit nachfolgendem Plosiv /op/ zu realisieren ist.

VORGEHEN

➤ Einstellen der Vokalform (Artikulationsstellung in Abhängigkeit vom Vokal), Gähnstellung einnehmen, Glottisschluß (aktive, aber stumme Phase).
➤ Verschluß der Glottis wahrnehmen.
➤ Lösen des Glottisschlusses mit der Vorstellung, den Ton in den Körper fallen zu lassen: Körperhaltung und Artikulationsstellung bleiben dabei unverändert (passive, aber tönende Phase).

3. Vokaleinsatz mit Vorstellungshilfen oder Bewegung

HINWEIS

Um eine Erschütterung im Kehlkopfbereich zu vermeiden, folgt die Lösung des Glottisschlusses erst nach Beenden der Körperbewegung. – Ein dem Vokaleinsatz nachgeschobenes /h/ unterstützt die vollständige Lösung.

VORGEHEN

- Einstellen der Vokalform (Artikulationsstellung in Abhängigkeit vom Vokal), Gähnstellung einnehmen, Glottisschluß.
- Verschluß der Glottis wahrnehmen.
- Einsatz situationsspezifischer Gesten und Körperbewegungen vor Lösung des Glottisschlusses.
- Lösen des Glottisschlusses.

Vorstellungshilfen:

- Sich nach schwerer Arbeit erschöpft in den Sessel fallen lassen: Lösen des Glottisschlusses auf /oh/, /uh/ erfolgt erst nach Abschluß der Bewegung.
- Sich nach einer gelungenen Überraschung erfreut gegen die Tür lehnen und die Arme fallen lassen: Lösen des Glottisschlusses auf /ah/ erfolgt erst nach Abschluß der Bewegung.
- Nach einem Behördengang erleichtert die Tür hinter sich schließen: Lösen des Glottisschlusses auf /ah/, /uh/ erfolgt erst nach Abschluß der Bewegung.

Körperliche Unterstützung:

- Einen kleinen, schweren Ball in einer Hand in Brusthöhe vor den Körper halten und in die andere Hand fallen lassen. Sobald der Ball in die untere Hand gefallen ist, folgt die Lösung des Glottisschlusses mit Stimmgebung (/oh/, /uh/, /ah/).
- Den Stimmlippenschluß durch Aneinanderlegen der Handkanten darstellen. Vor Öffnung der Stimmlippen entfernen sich die Hände etwas voneinander: Lösung des Glottisschlusses mit Stimmgebung (/oh/, /uh/, /ah/).
- Die Ellenbogen leicht anheben in der Vorstellung, sie seien an Marionettenfäden aufgehängt; Schultergürtel bleibt locker; die Arme fallen lassen; Lösung des Glottisschlusses und Stimmgebung (/oh/, /uh/, /ah/).
- Sich eine Seifenblase vorstellen, diese mit dem Zeigefinger zerstechen, Lösung des Glottisschlusses und Stimmgebung (/oh/, /uh/, /ah/).

4. Vokaleinsatz in Silben[82]

VORGEHEN

Geläufigkeit des Vokaleinsatzes (wie unter Übung 2, S. 142, in diesem Kapitel beschrieben) mit den folgenden Silben üben, dann auch mit den anderen Vokalen (u-i-e-ä-ö-ü-eu-au-ei):

om on ol or of op ok och os osch oz
am an al ar af ap ak ach as asch az

Hilfe:
- Mit jeder Silbe dem Partner in der Vorstellung einen Luftballon übergeben.
- Therapeut und Patient führen ein "Vokalgespräch" mit Einsatz von Gestik und Mimik in unterschiedlicher Körperhaltung.
- Beachten, daß der Vokal immer erst nach Aktion erfolgt.

B. Wort-, Satz- und Textübungen

HINWEIS

Für alle Übungen gilt: Unterstützung durch Gestik und Mimik; langsam beginnen, allmählich das Tempo steigern; Lautstärke und Betonung variieren; unterschiedliche Ausdrucksmöglichkeiten probieren: Frage, Antwort, Erregung, Beschwichtigung, Freude, Ärger etc.; partnerbezogen bzw. abwechselnd üben.

Es gibt keine vorgeschriebene Reihenfolge der Vokale für die Erarbeitung des Vokaleinsatzes, der Therapeut sollte individuell mit jedem Patienten ausprobieren, welcher Vokaleinsatz ihm am leichtesten fällt, und die Wortübungen mit diesem Vokal beginnen.

Aderhold (1983) nennt für den Einstieg der Erarbeitung des Vokaleinsatzes die Reihenfolge o-u-ö-ü als günstig.

1. Wörter[82]

Beispiele:

[o:]	Ofen	oben	Ohren	Ostern
[ɔ]	Oslo	Otto	Onkel	Orgel
[u:]	Ufer	Urlaub	Uhu	Urkunde
[ʊ]	Ulme	unten	Unkraut	Unfall

[ø:]	ölen	öde	Öse	Österreich
[œ]	öffnen	östlich	örtlich	öffentlich
[y:]	Übergang	Übersicht	überraschen	überlegen
	Übermut	übel	Übung	Übersee
[ɔʏ]	Eule	Europa	euch	euer
	äußerlich	Äußerung	äußern	Äußerlichkeit
[i:]	Igel	Island	ideal	Iglu
[ɪ]	Insel	Imker	immer	innen
[e:]	Efeu	Esel	Elend	Ehre
[ɛ]	Engel	Ente	etwas	Ebbe
[ɑ:]	Abend	Adler	Arbeit	Ameise
[a]	Amsel	Antwort	alle	Acker
[ɛ:]	ähnlich	Ähre	Ära	äsen
[ɛ]	Ärmel	Ärger	Äpfel	ärmlich
[aʊ]	Auto	Auge	Auster	Aufenthalt
	auch	Aufbau	autonom	außerhalb
[aɪ]	Eimer	Eile	einsam	einigen
	Eisen	Eifer	eiskalt	Eigentum

2. Differenzierung von Spreng- und Schließeinsatz[83]

Beispiele:

mahnen	–	ahnen	Namen	–	ahmen
man	–	an	Nacken	–	Acker
mehren	–	ehren	neben	–	eben
mächtig	–	echt	nächtlich	–	ächten
Mähre	–	Ära	ernähren	–	Ähren
Miene	–	ihnen	niemand	–	ihm
Minne	–	innen	nimmer	–	immer
Moor	–	Ohr	None	–	ohne
Motto	–	Otto	Norden	–	Orden
Mut	–	Ufer	nur	–	Uhr
munter	–	unter	Nummer	–	Umgang
Möhre	–	Öhr	nötig	–	öde
möchte	–	öffnen	nördlich	–	örtlich

müde	–	üben		genügend	–	übel
müssen	–	Ypsilon		nüchtern	–	üppig
meinen	–	einen		neigen	–	eigen
Maus	–	aus		genau	–	Auge
Mäuler	–	Eule		Neutrum	–	Euter

3. Einbinden des Vokaleinsatzes in Sätze[82]

HINWEIS

Auf weichen Vokaleinsatz achten, ggf. vor jedem Vokalanlaut eine Pause für die Vokaleinstellung machen.

Beispiele:

öffnen	–	wir öffnen	–	wir öffnen die Tür
Eile	–	keine Eile	–	nur keine Eile
Übersicht	–	die Übersicht	–	behalte die Übersicht

4. Wendungen mit mehreren Vokaleinsätzen[84]

HINWEIS

Auf weichen Vokaleinsatz achten, ggf. vor jedem Vokalanlaut eine Pause für die Vokaleinstellung machen.

Beispiele:

am Ufer	eure Antwort	unser Echo
im Osten	auf Ehre	im Eimer
aus Ärger	im Urlaub	in Ordnung
im Elend	aus Ehrgeiz	im Eifer
am Ort	am Übergang	im Auto
aus Edelmut	außer Atem	ohne Ehrfurcht
unsere Arbeit	ohne Eile	aus Übersee
in Augsburg	in Ulm	alle Achtung
oben und unten	in aller Eile	
außen und innen	in eurem Elend	
auf und ab	einzig und allein	
aus und ein	es ist alles in Ordnung	
immer und ewig	in unserem Auto	

oben auf dem Ofen
auf der Autobahn
in unserer Antwort
in einer anderen Art
unter der alten Eiche
von allgemeinem Interesse

unter allen Umständen
an allen Ecken und Enden
Europa und Asien
eine unangenehme Entdeckung
eine interessante Aufgabe

am 1. April   um 11 Uhr 08   101   108   111 ... 198
am 11. Oktober   um 10 Uhr 21   801   808   818 ... 898
am 31. August   um 21 Uhr 11

alles in allem   Auge in Auge   eins ums andere
entweder oder   Arm in Arm   aus- und eingehen
ab und an   am Ende aller Tage   immer in Eile sein

ein offenes Ohr für etwas haben
öffentliches Ärgernis erregen
einen guten Eindruck erwecken

auf Äußerlichkeiten achten
etwas zum alten Eisen werfen
das Unterste zu oberst kehren

5. Binden von Wörtern mit Vokalanlauten[85]

HINWEIS

Folgen mehrere Vokaleinsätze aufeinander, so können unbetonte Wörter aneinander gebunden werden. – Vokale und Vorsilben werden nie gebunden (z. B. be/eindruckt; ein/üben; ver/ändert; ge/äußert; ver/urteilt). Für diese Vokale gelten die gleichen Regeln wie für den Vokaleinsatz im Anlaut. – Auch betonte Vokaleinsätze sollten physiologisch weich gebildet werden.

Beispiele: an eurer Arbeit ist etwas nicht in Ordnung
an‿eurer A̲rbeit‿ist e̲twas nicht‿in O̲rdnung

alsdann ist er im Augenblick in demselbigen ...
alsdann‿ist er‿im A̲ugenblick in demselbigen ...

6. Texte

HINWEIS

Auf weichen Vokaleinsatz achten, ggf. vor jedem Vokalanlaut eine Pause für die Vokaleinstellung machen.

Beispiele:

Anders sein und anders scheinen,
Anders reden, anders meinen,
Alles loben, alles tragen,
Alles Tun und alles Dichten
Bloß auf eignen Nutzen richten:
Allen heucheln, stets behagen,
Allem Winde Segel geben,
Bös' und Gutem dienstbar leben,
Wer sich dessen will befleißen,
Kann politisch heuer heißen.

(Logau)

Gerettet

Die Katze rief:
"Gleich hab ich dich!"
Die Maus rief:
"Och, och, och,
ein Tisch,
ein Stuhl,
ein Schrank,
ein Ball,
ein Kind,
ein Korb,
ein Ding,
ein Trumm –
gottlob, da ist das Loch!"

Dann rief sie aus dem Loch heraus:
"Gerettet bin ich doch!"

(Guggenmos 1984)

X. Anwendung der erarbeiteten Techniken im Text

ZIELE

- Festigen der erarbeiteten Techniken im Text
- Gleichzeitiges Einsetzen mehrerer Techniken im Text

HINWEIS

Wir geben einige Textbeispiele und Hilfestellungen, die jedoch individuell für jeden Patienten ausgewählt oder auch durch andere ergänzt werden können.

1. Abspannen

VORGEHEN

(a) Rucksackriemen

➤ Ein Gurt wird wie ein Rucksackriemen gehalten: Der Therapeut steht hinter dem Patienten und hält die Mitte des Gurtes hinter dem Rücken des Patienten. Der Gurt liegt auf beiden Schultern des Patienten auf, die Enden hängen vor seinem Körper.

➤ Der Patient greift mit beiden Daumen hinter die Gurte und übt mit Sprechbeginn jeweils Zug nach vorn aus. Die Spannung während der gesamten Phonationsphase halten und in Sprechpausen lösen. Der Therapeut gibt jeweils Gegenzug.

Für diese Übung eignen sich auch Hosenträger (Abb. 29).

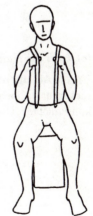

Abb. 29

(b) Fahrradschlauch

▶ Ein Fahrradschlauch wird vom Therapeuten gehalten oder an der Türklinke befestigt.
▶ Den Schlauch mit beiden Händen greifen.
▶ Mit Sprechbeginn Zug zum Körper hin aufbauen, die Spannung während der gesamten Phonationsphase halten und in Sprechpausen lösen.

Textbeispiel: Entwischt

         Aus der Tasche sprang mir heut'
         ein Apfel. Ich rief: "He!"
         Er hörte nicht. Er lief hinab
         die Tre-
             pe-
                pe-
                   pe-
                      pe-
                         pe-
                      pe-
                   pe-
                pe-
             pe-
          pe-.

                                              (Guggenmos 1984)

(c) Über die Hand hinweg sprechen

Um ein Abfallen der Stimme zum Satzende zu verhindern, eine Hand mit dem Handrücken nach oben an das Kinn legen und "über die Hand hinweg sprechen". Auf konsequentes Abspannen achten.

                Septembermorgen

            Im Nebel ruhet noch die Welt,
            Noch träumen Wald und Wiesen:
            Bald siehst du, wenn der Schleier fällt,
            Den blauen Himmel unverstellt,
            Herbstkräftig die gedämpfte Welt
            In warmen Golde fließen.   (Mörike)

2. Einsatz von Rufen, Weite, Lautstärkevariation

VORGEHEN

➤ In Ruftonlautstärke beginnen, dafür den Atemwurf einsetzen.
➤ Später die Lautstärke zurücknehmen.

HINWEIS

Auf Weite und Durchlässigkeit des Körpers achten. – Textbegleitend Mimik und Gestik einsetzen. – Evtl. mit der Vorstellung sprechen, daß ein Faden vom Kreuzbein aus nach hinten zieht und so einen Ausgleich zur nach vorn orientierten Gestik bildet: so bleibt der Körperschwerpunkt im Becken.

Beispiele:

Marmelade, Schokolade

Marmelade,
Schokolade
Kaufen Sie bei mir!
Groben Zucker,
Feinen Zucker,
Alles gibt es hier!

Weiße Knöpfe,
Schwarze Knöpfe,
Bänder für die Schuh,
Garn und Faden
Gibt's im Laden,
Greifen Sie nur zu!

Vogelfutter,
Markenbutter,
Mehl und Fett und Grieß,
Große Gurken,
Kleine Gurken,
Sauer oder süß!

Tag, Herr Seemann!
Tag, Frau Lehmann!
Womit kann ich dienen?
Meine Eier
Sind nicht teuer,
Die empfehl ich Ihnen.

Grüne Seife,
Gelbe Seife,
Ata und Persil!
Kommen Sie
Und kaufen Sie!
Es kostet gar nicht viel.

Geben Sie mir
Diese Wurst hier
Und ein viertel Quark!
Gern geschehen.
Handumdrehen.
Kostet eine Mark.

So geht's weiter,
Keck und heiter,
Bis der Tag vorbei.
Noch im Bette
Um die Wette
Rufen alle drei:

Marmelade,
Schokolade
Kaufen Sie bei mir!
Groben Zucker,
Feinen Zucker,
Alles gibt es hier!

Weiße Knöpfe,
Schwarze Knöpfe,
Bänder für die Schuh.
Garn und Faden
Gibt's im Laden,
Greifen Sie nur zu!

(Krüss 1961)[86]

Anwendung der erarbeiteten Techniken im Text

Seifenblasen zu verkaufen

Seifenblasen zu verkaufen!
Echter Schaum aus Traum und Flaum.
Pusteseife, Seifenschnaufen.
Pusterchen will Gassi laufen.
Laßt euch nun mit Seife taufen
Unter einem Purzelbaum.

Seifenpuste aufzublasen!
Pustebällchen, Blaseball.
Wasserball aus Seifenblasen.
Seife soll die Welt verglasen.
Siehst du dann den Wunderhasen,
Findest du auch Rübezahl.

Pusteblasen einzuseifen!
Blasepuster, Seifenwind.
Reifenwölkchen, Wolkenreifen.
Schleifengold und Silberstreifen.
Wer da kann die Streifen greifen,
Ist der Zauberer Milesint.

(Aus dem Walisischen, aus: Krüss 1972)

Für das Einüben mehrerer Betonungen in einem Satz eignet sich der folgende Text. Wird in Ruftonlautstärke geübt, muß der Atemwurf bei allen betonten Wörtern eingesetzt werden:

Prometheus

Bedecke deinen Himmel, Zeus,
Mit Wolkendunst!
Und übe, Knaben gleich,
Der Disteln köpft,
An Eichen dich und Bergeshöhn!
Mußt mir meine Erde
Doch lassen stehn,
Und meine Hütte,
Die du nicht gebaut,
Und meinen Herd,
Um dessen Glut
Du mich beneidest.

Ich kenne nichts Ärmer's
Unter der Sonn' als euch Götter.
Ihr nähret kümmerlich
Von Opfersteuern
Und Gebetshauch
Eure Majestät
Und darbtet, wären
Nicht Kinder und Bettler
Hoffnungsvolle Toren.

Da ich ein Kind war,
Nicht wußte, wo aus, wo ein,
Kehrte mein verirrtes Aug'
Zur Sonne, als wenn drüber wär'
Ein Ohr, zu hören meine Klage,
Ein Herz wie meins,
Sich des Bedrängten zu erbarmen.

Wer half mir wider
Der Titanen Übermut?
Wer rettete vom Tode mich,
Von Sklaverei?
Hast du's nicht alles selbst vollendet,
Heilig glühend Herz?
Und glühtest, jung und gut,
Betrogen, Rettungsdank
Dem Schlafenden dadroben?

Ich dich ehren? Wofür?
Hast du die Schmerzen gelindert
Je des Beladenen?
Hast du die Tränen gestillet
Je des Geängsteten?

Hat nicht mich zum Manne geschmiedet
Die allmächtige Zeit
Und das ewige Schicksal,
Meine Herrn und deine?

Wähntest du etwa,
Ich sollte das Leben hassen,
In Wüsten fliehn,
Weil nicht alle Knabenmorgen –
Blütenträume reiften?

Hier sitz' ich, forme Menschen
Nach meinem Bilde,
Ein Geschlecht, das mir gleich sei,
Zu leiden, weinen,
Genießen und zu freuen sich,
Und dein nicht zu achten,
Wie ich.

(Goethe)

3. Pausensetzen, Sprechtempo, Resonanz

Beachten:
- gutes Ausformen der Vokale und Konsonanten
- Konzentration auf die zu schildernden Inhalte
- partnergerichtet sprechen
- Mimik und Gestik einsetzen

Palmström

Palmström steht an einem Teiche
und entfaltet groß ein rotes Taschentuch:
Auf dem Tuch ist eine Eiche
dargestellt sowie ein Mensch mit einem Buch.

Palmström wagt nicht, sich hineinzuschneuzen.
Er gehört zu jenen Käuzen,
die oft unvermittelt – nackt
Ehrfurcht vor dem Schönen packt.

Zärtlich faltet er zusammen,
was er eben erst entbreitet.
Und kein Fühlender wird ihn verdammen,
weil er ungeschneuzt entschreitet.

(Morgenstern 1985)

Die unmögliche Tatsache

Palmström, etwas schon an Jahren,
wird an einer Straßenbeuge
und von einem Kraftfahrzeuge
überfahren.

"Wie war" (spricht er, sich erhebend
und entschlossen weiterlebend)
"möglich, wie dies Unglück, ja –:
daß es überhaupt geschah?

Ist die Staatskunst anzuklagen
in bezug auf Kraftfahrwagen?
Gab die Polizeivorschrift
hier dem Fahrer freie Trift?

Oder war vielmehr verboten,
hier Lebendige zu Toten
umzuwandeln, – kurz und schlicht:
Durfte hier der Kutscher nicht –?"

Eingehüllt in feuchte Tücher
prüft er die Gesetzesbücher
und ist alsobald im klaren:
Wagen durften dort nicht fahren!

Und er kommt zu dem Ergebnis:
"Nur ein Traum war das Erlebnis.
Weil", so schließt er messerscharf,
"nicht sein *kann,* was nicht sein darf."

(Morgenstern 1985)

4. Einsatz der Atemrhythmisch Angepaßten Phonation im Text

VORGEHEN

➤ Sich einander gegenüber setzen oder stellen.
➤ Abwechselnd Satzteile sprechen. Begleitend eine Arm- oder Handbewegung einsetzen, als wolle man sich die Satzteile "überreichen".

Beachten:
• gesamtkörperliche Lockerheit
• Halten der intentionalen Spannung in den Pausen

Seltsamer Spazierritt

Ein Mann reitet auf seinem Esel nach Haus und läßt seinen Buben zu Fuß nebenherlaufen. Kommt ein Wanderer und sagt: "Das ist nicht recht, Vater, daß Ihr reitet und laßt Euern Sohn laufen; Ihr habt stärkere Glieder." Da stieg der Vater vom Esel herab und ließ den Sohn reiten. Kommt wieder ein Wandersmann und sagt: "Das ist nicht recht, Bursche, daß du reitest und lässest deinen Vater zu Fuß gehen. Du hast jüngere Beine." Da saßen beide auf und ritten eine Strecke. Kommt ein dritter Wandersmann und sagt: "Was ist das für ein Unverstand, zwei Kerle auf einem schwachen Tiere? Sollte man nicht einen Stock nehmen und euch beide hinabjagen?" Da stiegen beide ab und gingen alle drei zu Fuß, rechts und links der Vater und Sohn und in der Mitte der Esel. Kommt ein vierter Wandersmann und sagt: "Ihr

seid drei kuriose Gesellen. Ist's nicht genug, wenn zwei zu Fuß gehen? Geht's nicht leichter, wenn einer von euch reitet? Da band der Vater dem Esel die vorderen Beine zusammen, und der Sohn band ihm die hinteren Beine zusammen, zogen einen starken Baumpfahl durch, der an der Straße stand, und trugen den Esel auf der Achsel heim.
So weit kann's kommen, wenn man es allen Leuten will recht machen.

(Hebel)

5. Vokaleinsatz, Artikulation, Pausen

VORGEHEN

Jemandem einen Text diktieren, dabei im Raum umhergehen, evtl. die Hände in die Taschen stecken.

Beispiele:

Sprüche machen

In Anbetracht aller gegebenen Umstände und unter Bedachtnahme auf etwaige Änderung wäre weiterhin zu erwägen, ob man nicht im Hinblick auf zukünftige Entwicklungen, vorzüglich aber angesichts der hinlänglichen bekannten Gegebenheiten und mit Rücksicht auf Unzulänglichkeiten, die sich in etwa noch ergeben könnten, Schritte unternehmen müßte, wobei weiterhin zu beachten wäre, alles vorschnelle Handeln, das neue Verwicklungen auf lange Sicht verursachen könnte, tunlichst zu unterbinden, ohne aber dabei in Unentschlossenheit zu verfallen.

(Welsh 1983)

Es ist ein großer Unterschied zwischen etwas glauben und das Gegenteil nicht glauben können. Ich kann sehr oft etwas glauben, ohne es beweisen zu können, so wie ich etwas nicht glaube, ohne es widerlegen zu können. Die Seite, die ich nehme, wird nicht durch strikten Beweis, sondern durch das Übergewicht bestimmt.

(Lichtenberg)

6. Zusammenspiel mehrerer Techniken

HINWEIS

Die Übungssituation sollte nach und nach der Alltagssituation angepaßt werden. Das kann auch bedeuten, daß z. B. Störlärm (Verkehr, Schulklasse) begleitend eingesetzt wird.

VORGEHEN

Individuell für jeden Patienten zusammenstellen, welche Techniken noch gefestigt werden sollen. Es bieten sich folgende Übungsmöglichkeiten an:

- Litanei (s. S. 116f)
- Erzählung
- Vortrag
- Rollenspiel (Nachspielen von Alltagssituationen)
- Gespräch
- Diskussion (Pro/Kontra)

XI. Übertragung in den Alltag

Um eine Stabilisierung der erreichten Veränderungen auch außerhalb der Therapiesituation zu gewährleisten, ist es wichtig, konsequent therapiebegleitend Therapieinhalte in den Alltag zu übertragen.

ZIELE
- Der Patient soll für sich die Funktion des Therapeuten übernehmen.
- Der Patient soll eigenverantwortlich werden für die Phase der Stabilisierung.

HINWEIS

Gemeinsam für den Patienten kleine Ziele für kurze Zeiträume setzen (Tag/Woche). Dabei ist wichtig, folgendes zu beachten:
- Die Ziele müssen klar umrissen sein.
- Es sollte für den Patienten möglich sein, das Ergebnis der Übungen selbst zu kontrollieren.
- Der Patient sollte täglich Protokoll führen, evtl. in Form einer Strichliste.
- Anfängliche Übungen sollten später wieder aufgegriffen werden.

Unten genannte Vorschläge sind als Anregung zu verstehen.

Beispiele: [87]
1. Gähnen und sich lockern
   - in jeder Arbeitspause
   - immer, wenn ... (bestimmte Situation)
   - mindestens ... (x-mal)
2. Den Körper beim Stehen wahrnehmen (Bodenkontakt, Aufrichtung, "Marionettengefühl", Beckenraum).
   Die freie Haltung genießen
   - sobald ... (bestimmte Situation)
   - mindestens ... (x-mal)
3. Sich entspannen
   - nach einem anstrengenden Tag
   - vor schwierigen stimmlichen Aufgaben
4. Bewußt gehen und das harmonische Zusammenspiel der Glieder genießen
   - von Raum zu Raum
   - auf der Treppe
   - auf der Straße

5. Sich auf den Stuhl setzen und die stützende Lehne im Beckenbereich wahrnehmen. Wenn möglich, zwischendurch auch ohne Lehne sitzen.
6. Den Atem im Sitzen, Stehen und Gehen wahrnehmen.
7. Verschiedene Stühle ausprobieren, darauf achten, daß das Beckenende durch die Stuhllehne gestützt wird, der obere Rücken bleibt frei aufgerichtet.
8. Sich an eine ausgewogene, lockere Körperhaltung bei wiederkehrenden Tätigkeiten gewöhnen
   - beim Schreiben
   - beim Telefonieren
   - im Haushalt
9. Auf Weite und "Durchlässigkeit" im Körper und besonders im Ansatzrohr achten, so daß der Ton schwingen kann
   - beim Gruß
   - beim Telefonieren
   - täglich mindestens ... Minuten
   - beim Diktat / Vorlesen
10. Täglich kurze Gespräche mit unterschiedlicher Zielsetzung (Vokaleinsatz, Pausen, Artikulation) führen
    - mit bestimmten Personen
    - mindestens ... (x-mal)
11. Lautstärke, Sprechtempo und Artikulation beobachten, Körperhaltung und Durchlässigkeit nicht vergessen
    - am Telefon
    - im Unterricht
    - beim Referat
    - in der Unterhaltung

XII. Textanhang

In diesem Kapitel haben wir einige Gedichte und Texte gesammelt, die wir gern in Auszügen in der Therapie einsetzen. Es bleibt hier dem Therapeuten überlassen, passende Texte sowohl für das jeweilige Übungsziel als auch individuell für den Patienten auszuwählen. Die vorliegende Textauswahl ist als Anregung gedacht.

      Bumerang

      War einmal ein Bumerang;
      War ein Weniges zu lang.
      Bumerang flog ein Stück,
      Aber kam nicht mehr zurück.
      Publikum – noch stundenlang –
      Wartete auf Bumerang.
              Joachim Ringelnatz[88]

Ein Schauder	Getuschel
Ein Schauder	Die da
stieg am Bahnhof aus	ist mit
lief übern Damm	der da da
ins nächste Haus	und
und legt sich	der da
auf die Lauer	ist mit
an einer	dem da da
dunklen Mauer	und
	da ist
Dort um die Ecke	das da
bog ein Mann	damit da
den sprang er dann	und
von hinten an	die da
mit Wonne & Entzücken	war mit
lief er ihm	dem da da
übern Rücken	als da
	die da
	den da sah

Beide

Ein Sperling
und ein Elefant
die gingen beide
Hand in Hand

Die Leute riefen:
Seht mal her
für den da
ist der viel zu schwer

Und als ein Jahr
vergangen war
da war'n sie
immer noch ein Paar

Da war den Leuten
ziemlich klar
daß das
die große Liebe war

Früher

Ein Ohr ist ab
das Fell ist blank
das Innendrin
ist etwas krank
Lippenstift
und Heuledreck
und von der Suppe
einen Fleck
die Stelle
ist ganz abgewetzt
wo man ihn
immer hingesetzt
der Blick ist traurig
trüb und leer
denn, ach
es will ihn
niemand mehr
In einer leeren Kiste
fand
ein Teddybär
den Ruhestand

Alle vier Gedichte von Jürgen Spohn

    Mondnacht

Es war, als hätt' der Himmel
Die Erde still geküßt,
Daß sie im Blütenschimmer
Von ihm nun träumen müßt'.

Die Luft ging durch die Felder,
Die Ähren wogten sacht,
Es rauschten leis die Wälder,
So sternklar war die Nacht.

Und meine Seele spannte
Weit ihre Flügel aus,
Flog durch die stillen Lande,
Als flöge sie nach Haus.

        Joseph von Eichendorff

Robinson

Manchmal weint er wenn die worte
still in seiner kehle stehn
doch er lernt an seinem orte
schweigend mit sich umzugehn

und erfindet alte dinge
halb aus not und halb im spiel
splittert stein zur messerklinge
schnürt die axt an einen stiel

kratzt mit einer muschelkante
seinen namen in die wand
und der allzu oft genannte
wird ihm langsam unbekannt

      Christa Reinig[89]

Der Pflaumenbaum

Im Hofe steht ein Pflaumenbaum,
Der ist klein, man glaubt es kaum.
Er hat ein Gitter drum,
So tritt ihn keiner um.

Der Kleine kann nicht größer wer'n.
Ja, größer wer'n, das möcht er gern.
's ist keine Red davon,
Er hat zuwenig Sonn.

Den Pflaumenbaum glaubt man ihm kaum,
Weil er nie eine Pflaume hat.
Doch er ist ein Pflaumenbaum,
Man kennt es an dem Blatt.

      Bertolt Brecht[90]

Der feuerspeiende Berg

Es war einmal ein Vulkan
ein rechtes Ungeheuer.
Der rülpste oft
und fauchte oft
und spuckte plötzlich Feuer.

Er spuckte Feuer
und spuckte Rauch
und hunderttausend Millionen
Steinbrocken auch.

Wie ein Urtier
stand er da.
Man kam ihm lieber nicht zu nah.
Aber von fern
war er eine Pracht,
besonders wenn er Feuer spie
mitten in der Nacht.

        Josef Guggenmos (1980 b)

Das große, kecke Zeitungsblatt

Heut flatterte durch unsre Stadt
ein großes, keckes Zeitungsblatt,
mir selber ist's begegnet.

Herab die Straße im Galopp
kam es gelaufen, hopp, hopp, hopp.
Es hüpfte, hopste, tanzte.

Allmählich wurd' es müd, es kroch,
es schlurfte nur, es schlich nur noch.
Und legte still sich nieder.

Da lag's, wie eine Flunder platt.
Dann aber tat das Zeitungsblatt
ganz plötzlich einen Sprung.

Stieg steil empor in kühnem Flug,
wobei es ein paar Saltos schlug,
und landete dann wieder.

Da saß es nun und duckte sich.
Jetzt krieg ich dich! – Doch es entwich
mit tausend Purzelbäumen.

        Josef Guggenmos (1990)

Die Prise

(...)

Die Spannung steigt, der Drang wird groß. –
Nur still! Gebt acht! – Gleich drückt er los!
Hatschi! – Wer schnupft und dieses hört,
Der findet es beneidenswert.
Denn was die Seele dumpf umhüllt,
Wird plötzlich heiter, klar und mild.
Ja. – Sehr erheitert uns die Prise,
Vorausgesetzt, daß man auch niese!

(...)

        Wilhelm Busch

Es sitzt ein Vogel auf dem Leim,
    Er flattert sehr und kann nicht heim.
Ein schwarzer Kater schleicht herzu,
    Die Krallen scharf, die Augen gluh.
Am Baum hinauf und immer höher
    Kommt er dem armen Vogel näher.
Der Vogel denkt: Weil das so ist
    Und weil mich doch der Kater frißt,
So will ich keine Zeit verlieren,
Will noch ein wenig quinquilieren
Und lustig pfeifen wie zuvor.
Der Vogel, scheint mir, hat Humor.

                Wilhelm Busch

Ein gutes Tier
Ist das Klavier,
Still, friedlich und bescheiden,
Und muß dabei
Doch vielerlei
Erdulden und erleiden.

Und rasend wild,
Das Herz erfüllt
Von mörderlicher Freude,
Durchwühlt er dann,
Soweit er kann,
Des Opfers Eingeweide.

Der Virtuos
Stürzt darauf los
Mit hochgesträubter Mähne.
Er öffnet ihm
Voll Ungestüm
Den Leib gleich der Hyäne.

Wie es da schrie,
Das arme Vieh,
Und unter Angstgewimmer
Bald hoch, bald tief
Um Hilfe rief,
Vergess' ich nie und nimmer.

                Wilhelm Busch

Die Selbstkritik hat viel für sich.
Gesetzt den Fall, ich tadle mich;
So hab' ich erstens den Gewinn,
Daß ich so hübsch bescheiden bin;
Zum zweiten denken sich die Leut',
Der Mann ist lauter Redlichkeit;
Auch schnapp' ich drittens diesen Bissen
Vorweg den andern Kritiküssen;
Und viertens hoff' ich außerdem
Auf Widerspruch, der mir genehm.
So kommt es denn zuletzt heraus,
Daß ich ein ganz famoses Haus.

      Wilhelm Busch

Hier strotzt die Backe voller Saft;
Da hängt die Hand, gefüllt mit Kraft.
Die Kraft, infolge von Erregung,
Verwandelt sich in Schwungbewegung.
Bewegung, die in schnellem Blitze
Zur Backe eilt, wird hier zu Hitze.
Die Hitze aber, durch Entzündung
Der Nerven, brennt als Schmerzempfindung
Bis in den tiefsten Seelenkern,
Und dies Gefühl hat niemand gern.

Ohrfeige heißt man diese Handlung,
Der Forscher nennt es Kraftverwandlung.

      Wilhelm Busch

Pinguinträume

Am Südpol auf dem blanken Eis
Spaziert ein Pinguin im Kreis.
Er legt mit träumerischen Blicken
Die Flossen langsam auf den Rücken
Und wandelt weiter, überlegend,
Warum es wohl in dieser Gegend
(Was ihn betrübt)
Nichts Grünes gibt.

Er wünscht sich saftig-grüne Wiesen,
Auf denen üppig Blumen sprießen.
Da plötzlich schmelzen Eis und Schnee,
Und Kräuter, Gras und grüner Klee
Und tausend bunte Blumen blühn
Um den erstaunten Pinguin,
Der sich verdutzt
Die Augen putzt.

Er ruft: Juhu! und wirft sich auch
Ins grüne Polster auf den Bauch.
Ach, denkt er, was für schöne Dinge!
Jetzt fehlen nur noch Schmetterlinge.
Kaum, daß er diesen Wunsch getan,
Fängt's ringsumher zu flattern an.
Schon sind – hurra –
Die Falter da!

Da hat er nun – lang hingestreckt –
Seltsame Wünsche ausgeheckt:
Er wünscht sich himmelblaue Rosen
Und gelbgestreifte Herbstzeitlosen.
Sogar Kakteen, stachlig-wild,
Und jeder Wunsch wird ihm erfüllt.
Da wird er kühn,
Der Pinguin.

Er wünscht sich apfelgroße Fliegen
Und sieben Meter lange Ziegen
Und Löwen, größer als ein Schrank,
Und Schlangen, kilometerlang.
Zum Schluß wünscht er sich einen Wal,
Entsetzlich groß und kolossal.
Doch da – o Schreck –
Ist alles weg.

Die Wiese fressen ab die Fliegen,
Die Fliegen werden von den Ziegen
Gefressen, und den Ziegenhauf,
Den fressen alle Löwen auf.
Die Löwen sterben durch die Schlangen.
Jedoch die Schlangen, all die langen,
Die frißt der Wal
Mit einemmal.

Der Wal, der plumpst zurück ins Meer.
Und nun ist alles wie vorher.
Der Pinguin, halb schwarz, halb weiß,
Spaziert im Kreis wohl auf dem Eis
Und denkt sich so beim Kreis-Beschreiben:
Man muß sich halt die Zeit vertreiben,
Der eine so,
Der andre so.

Günter Strohbach

Des Dieben Antwort

Einem Dieb, der sich mit Reden mausig machen wollte, sagte jemand: "Was wollt Ihr? Ihr dürft ja gar nicht mehr in Eure Heimat zurückkehren und müßt froh sein, wenn man Euch hier duldet." – "Meint Ihr?" sagte der Dieb; "meine Herren daheim haben mich so lieb, ich weiß gewiß, wenn ich heimkäme, sie ließen mich nimmer fort."

Johann Peter Hebel

Der alte Mantel

In New York besuchte Einstein einmal einen Kollegen, der sehr auf sich hielt und dem Professor aus Europa beim Abschied zu bedenken gab, daß er sich doch hier in den Staaten einen neuen Regenmantel kaufen solle, in dem zerschlissenen alten Stück könne man in New York doch einfach nicht herumlaufen.
"Warum nicht?" protestierte Einstein. "Hier kennt mich doch niemand!"
Ein Jahr später stattete der amerikanische Gelehrte Einstein einen Gegenbesuch ab und suchte ihn in dem kleinen Universitätsstädtchen Princeton auf. Einstein wartete höflich bereits am Bahnhof – und trug noch immer den alten Regenmantel.
"Aber lieber Herr Kollege", sagte der Amerikaner indigniert, "jetzt haben Sie dieses alte Stück noch immer am Leib! Was sollen denn die Leute von Ihnen denken?"
"Das spielt hier in Princeton doch keine Rolle", wehrte Einstein ab, "hier kennt mich längst jedes Kind!"

Anekdote (aus: Schreiber 1961)

Ratschläge für einen schlechten Redner

Fang nie mit dem Anfang an, sondern immer drei Meilen vor dem Anfang! Etwa so: "Meine Damen und meine Herren! Bevor ich zum Thema des heutigen Abends komme, lassen Sie mich Ihnen kurz …"
Hier hast du schon so ziemlich alles, was einen schönen Anfang ausmacht: eine steife Anrede; der Anfang vor dem Anfang; die Ankündigung, daß und was du zu sprechen beabsichtigst, und das Wörtchen kurz. So gewinnst du im Nu die Herzen und die Ohren der Zuhörer.
Denn das hat der Zuhörer gern: daß er deine Rede wie ein schweres Schulpensum aufbekommt; daß du mit dem drohst, was du sagen wirst, sagst und schon gesagt hast. Immer schön umständlich. Sprich nicht frei – das macht einen so unruhigen Eindruck.
Am besten ist es: du liest deine Rede ab. Das ist sicher, zuverlässig, auch freut es jedermann, wenn der lesende Redner nach jedem viertel Satz mißtrauisch hochblickt, ob auch noch alle da sind.
Wenn du gar nicht hören kannst, was man dir so freundlich rät, und du willst durchaus und durchum frei sprechen … du Laie! Du lächerlicher Cicero! Nimm dir doch ein Beispiel an unseren professionellen Rednern, an den Reichstagsabgeordneten – hast du die schon mal frei sprechen hören? Die schreiben sich sicherlich zu Hause auf, wann sie "Hört! hört!" rufen … ja, also wenn du denn frei sprechen mußt: Sprich, wie du schreibst. Und ich weiß, wie du schreibst.
Sprich mit langen, langen Sätzen – solchen, bei denen du, der du dich zu Hause, wo du ja die Ruhe, deren du so sehr benötigst, deiner Kinder ungeachtet, hast, vorbe-

reitest, genau weißt, wie das Ende ist, die Nebensätze schön ineinandergeschachtelt, so daß der Hörer, ungeduldig auf seinem Sitz hin und her träumend, sich in einem Kolleg wähnend, in dem er früher so gern geschlummert hat, auf das Ende solcher Periode wartet ... nun, ich habe dir eben ein Beispiel gegeben. So mußt du sprechen.

Fang immer bei den alten Römern an und gib stets, wovon du auch sprichst, die geschichtlichen Hintergründe der Sache. Das ist nicht nur deutsch – das tun alle Brillenmenschen. Ich habe einmal in der Sorbonne einen chinesischen Studenten sprechen hören, der sprach glatt und gut französisch, aber er begann zu allgemeiner Freude so: "Lassen Sie mich Ihnen in aller Kürze die Entwicklungsgeschichte meiner chinesischen Heimat seit dem Jahre 2000 vor Christi Geburt ..." Er blickte ganz erstaunt auf, weil die Leute so lachten.

So mußt du das auch machen. Du hast ganz recht: man versteht es ja sonst nicht, wer kann denn das alles verstehen, ohne die geschichtlichen Hintergründe ... sehr richtig! Die Leute sind doch nicht in deinen Vortrag gekommen, um lebendiges Leben zu hören, sondern das, was sie auch in den Büchern nachschlagen können ... sehr richtig! Immer gib ihm Historie, immer gib ihm.

Kümmere dich nicht darum, ob die Wellen, die von dir ins Publikum laufen, auch zurückkommen – das sind Kinkerlitzchen. Sprich unbekümmert um die Wirkung, um die Leute, um die Luft im Saale; immer sprich, mein Guter. Gott wird es dir lohnen.

Du mußt alles in die Nebensätze legen. Sag nie: "Die Steuern sind zu hoch." Das ist zu einfach. Sag: "Ich möchte zu dem, was ich soeben gesagt habe, noch kurz bemerken, daß mir die Steuern bei weitem ..." So heißt das.

Trink den Leuten ab und zu ein Glas Wasser vor – man sieht das gern. Wenn du einen Witz machst, lach vorher, damit man weiß, wo die Pointe ist.

Eine Rede ist, wie könnte es anders sein, ein Monolog. Weil doch nur einer spricht. Du brauchst auch nach vierzehn Jahren öffentlicher Rednerei noch nicht zu wissen, daß eine Rede nicht nur ein Dialog, sondern ein Orchesterstück ist; eine stumme Masse spricht nämlich ununterbrochen mit. Und das mußt du hören. Nein, das brauchst du nicht zu hören. Sprich nur, lies nur, donnere nur, geschichtele nur.

Zu dem, was ich soeben über die Technik der Rede gesagt habe, möchte ich noch kurz bemerken, daß viel Statistik eine Rede immer sehr hebt. Das beruhigt ungemein, und da jeder imstande ist, zehn verschiedene Zahlen mühelos zu behalten, so macht das viel Spaß.

Kündige den Schluß deiner Rede lange vorher an, damit die Hörer vor Freude nicht einen Schlaganfall bekommen. (Paul Lindau hat einmal einen dieser gefürchteten Hochzeitstoaste so angefangen: "Ich komme zum Schluß.") Kündige den Schluß an, und dann beginne deine Rede von vorn und rede noch eine halbe Stunde. Dies kann man mehrere Male wiederholen.

Du mußt dir nicht nur eine Disposition machen, du mußt sie den Leuten auch vortragen – das würzt die Rede.

Sprich nie unter anderthalb Stunden, sonst lohnt es gar nicht erst anzufangen.
Wenn einer spricht, müssen die andern zuhören – das ist deine Gelegenheit! Mißbrauche sie.

Kurt Tucholsky[91]

Ratschläge für einen guten Redner

Hauptsätze. Hauptsätze. Hauptsätze.
Klare Disposition im Kopf – möglichst wenig auf dem Papier.
Tatsachen oder Appell an das Gefühl. Schleuder oder Harfe.
Ein Redner sei kein Lexikon. Das haben die Leute zu Hause.
Der Ton einer einzelnen Sprechstimme ermüdet; sprich nie länger als vierzig Minuten. Suche keine Effekte zu erzielen, die nicht in deinem Wesen liegen. Ein Podium ist eine unbarmherzige Sache – da steht der Mensch nackter als im Sonnenbad.
Merk Otto Brahms Spruch: Wat jestrichen is, kann nich durchfalln.

Kurt Tucholsky[91]

Zusätzlich zu den hier vorgestellten Texten empfehlen wir Bertolt Brechts Geschichte "Wenn die Haifische Menschen wären", die "Anekdote zur Senkung der Arbeitsmoral" von Heinrich Böll, das Gedicht "Kinderlied" von Günter Grass, Rilkes Panther-Gedicht sowie die Gedichte von Eugen Roth und Mascha Kaléko.

Anmerkungen und Quellen

1 Verändert nach Gundermann 1982
2 Übungen zur auditiven Wahrnehmung finden sich z. B. in Aschenbrenner/Rieder 1983, 70-71
3 Übung in Anlehnung an Dinkelacker 1987
4 Verändert nach Dinkelacker 1987, 1. – In ähnlicher Weise wird diese Übung dargestellt in Kjellrup 1980, 28-29, "Handübungen": Hier wird mit einem Tennisball begonnen, Schwerpunkt der Übung ist jedoch die "Verbindung von Hand zu Hand durch den Ball".
5 Verändert nach Dinkelacker 1987,1
6 In ähnlicher Weise wird diese Übung dargestellt in Middendorf 1985, 198, "Rücken an Rücken sitzen – ein Atemgespräch": Hier erfolgt jedoch die Kontaktaufnahme nicht über Bewegung der Rücken aneinander, sondern über ein "Atemgespräch". – Kjellrup 1980, 55 "Partnerübung": Die Übung wird im Stehen durchgeführt, der Schwerpunkt liegt darin, Widerstand gegen den Rücken des Partners zu geben. – Lodes 1986, 35-36, "Der Atmung des anderen lauschen" und "Rückendehnen (Partnerübung)": Die erste Übung geht auf Middendorf zurück, die zweite Übung beschreibt ein gegenseitiges Rückendehnen.
7 Eine ähnliche Übung wird beschrieben in Kjellrup 1980, 22-23, "Wahrnehmende Berührung"
8 Beschrieben in Jacobson 1990; Bernstein/Borkovec 1975; Ohm 1992
9 Gekürzt nach Coblenzer/Muhar 1986, 31ff, Übung "Im Schaukelstuhl". – In ähnlicher Weise wird diese Übung dargestellt in Middendorf 1985, 131, "Schaukelsitz".
10 In ähnlicher Weise wird diese Übung dargestellt in Middendorf 1985, 131, "Kutschersitz". – Siehe auch Siemon/Ehrenberg 1988, 19-20, "Wahrnehmen von Atembewegungen".
11 Zusammengefaßt nach Lodes 1986, 88-89, "Schulterblattdruck und loslassen", "Schulterblätter zusammenschieben" und "Schultern anheben und sinken lassen".
12 Gekürzt nach Lodes 1986, 44ff, "Entspannen von Kopf und Nacken"
13 Gekürzt nach Lodes 1986, 54ff, "Entspannen der Augen"
14 Ähnliches Vorgehen wird beschrieben in Kjeilrup 1980, 39, "Strecken und Dehnen", und in Middendorf 1985, 53ff, "Dehnen".
15 Verändert nach Dinkelacker 1987, 3, "Gliederkasper"
16 Verändert nach Dinkelacker 1987, 1, "Gehen"
17 Verändert nach Lodes 1986, 84ff, "Gelenkbewegungen"
18 Übung (a) verändert nach Dinkelacker 1987, 2, "Mechanische Lockerung im Schultergürtel"; Übungen (b) - (e) in Anlehnung an Dinkelacker 1987.
19 Verändert nach Dinkelacker 1987, 2, "Mechanische Lockerung im Schultergürtel"
20 Verändert nach Lodes 1986, 90, "Mit Ellbogen malen"
21 Gekürzt nach Lodes 1986, 92, "Beinrollen im Hüftgelenk"
22 Übung in Anlehnung an Dinkelacker 1987. – In ähnlicher Weise wird diese Übung dargestellt in Lodes 1986, 92, "Über Sitzknochen kreisen".
23 Übung in Anlehnung an Dinkelacker 1987. – In ähnlicher Weise wird diese Übung dargestellt in Middendorf 1985, 161-162, "Kreuzbein rückwärts kippen, wieder aufrichten".
24 Verändert nach Lodes 1986, 103, "Katzenbuckel"

25 Gekürzt nach Coblenzer/Muhar 1986, 45f, "Rückenrolle mit Ton"
26 Zusammengefaßt nach Coblenzer/Muhar 1986, 48-49, "Wasserschilaufen"
27 Eine ähnliche Übung findet sich in Kjellrup 1980, 30, "Fußübungen".
28 In ähnlicher Weise wird diese Übung dargestellt in Coblenzer/Muhar 1986, 63-64, "Spannungsregulation im Sitzen".
29 In ähnlicher Weise wird diese Übung dargestellt in Lodes 1986, 99, "Kontaktnehmen zu Keule o. ä.".
30 Zusammengefaßt nach Coblenzer/Muhar 1986, 39, "Haltungsverbesserung im Sitzen"
31 Verändert nach Dinkelacker 1987, 2, "Mechanische Lockerung im Schultergürtel"
32 Zusammengefaßt nach Lodes 1986, 104, "Aufrichten der Wirbelsäule aus dem Hocksitz"
33 Zusammengefaßt nach Coblenzer/Muhar 1986, 28, "Stehendes Pendel"
34 Verändert nach Lodes 1986, 100, "Pendeln und Kreisen über den Füßen"
35 Verändert nach Dinkelacker 1987, 3, "Beckenschaukel"
36 Zusammengefaßt nach Coblenzer/Muhar 1986, 46f, "Beckenschaukel"
37 Verändert nach Dinkelacker 1987, 3, "Marionette"
38 Verändert nach Lodes 1986, 88, "Stativ"
39 Verändert nach Lodes 1986, 33f, "In welche Atemräume geht die Atembewegung?"
40 Verändert nach Lodes 1986, 34, "Hände auf Brust-Bauch-Bereich legen – Atmung beobachten"
41 Verändert nach Lodes 1986, 34, "Hände auf den Rücken legen – Atmung spüren"
42 Verändert nach Lodes 1986, 33, "Nach Strecken die Atmung beobachten"
43 Verändert und zusammengefaßt nach Lodes 1986, 79f, "Außer Atem kommen durch anstrengendes Bewegen"
44 Verändert nach Coblenzer/Muhar 1986, 55ff, "Inspiration durch Zuwendung – Lauschen" und "Heben der Arme und Dirigieren"
45 Verändert nach Dinkelacker 1987, 3, "Päckchen-Liegen"
46 Übung in Anlehnung an Dinkelacker 1987. – In ähnlicher Weise wird diese Übung dargestellt in Middendorf 1985, 134, "Hocke in Variationen".
47 Verändert nach Dinkelacker 1987, 3, "Türgriff-Übung"
48 Verändert nach Dinkelacker 1987, 3, "Beckenwiege"
49 Zusammengefaßt nach Coblenzer/Muhar 1986, 67f, "Bogenspannen ohne und mit Ton"
50 Verändert nach Dinkelacker 1987, 3, "Atemstütze"
51 Verändert nach Dinkelacker 1987, 4
52 Verändert nach Dinkelacker 1987, 3, "Reiten"
53 Wortlisten nach Dinkelacker 1987, 5
54 Verändert nach Dinkelacker 1987, 6, "Überleitung in Vortrags- und Umgangston"
55 Zu diesem Kapitel vgl. Coblenzer/Muhar 1986; Coblenzer 1980; Coblenzer 1992
56 Verändert nach Coblenzer/Muhar 1986, 70f, "Zählen mit betont langen Zwischenpausen"
57 Übungen in Anlehnung an Almuth Eberle. Seminar auf Jahresfortbildungstagung des Zentralverbandes für Logopädie (heute: Deutscher Bundesverband für Logopädie e. V.), Kiel 1989
58 Zusammengefaßt nach Coblenzer/Muhar 1986, 76, "Abspannen mit Pingpongspielen"
59 Verändert nach Dinkelacker 1987, 9, "Körperliches Engagement"
60 Gekürzt nach Coblenzer/Muhar 1986, 75f, "Abspannen mit Ballwerfen"
61 Zusammengefaßt nach Coblenzer/Muhar 1986, 71, "Abspannen mit t"
62 Wortlisten nach Dinkelacker 1987, 9
63 Verändert nach Dinkelacker 1987, 9, "Vorgegebene Spannung"
64 Verändert nach Coblenzer/Muhar 1986, 77f, "Abspannen im Stil einer Litanei"

172 Anmerkungen und Quellen

65 Übungen zur Verbesserung der Mundmotorik finden sich z. B. in Aschenbrenner/Rieder 1983, 70, und in Weinert 1977, 20-21.
66 Verändert nach Lodes 1986, 70f, "Betasten der Kiefergelenke"
67 Verändert nach Dinkelacker 1987, 2, "Lockern im Kiefergebiet"
68 Gekürzt nach Lodes 1986, 72, "Mit Unterkiefer klappern auf ja-ja-ja-ja", "Unterkiefer hin- und herbewegen", "Unterkiefer wie eine Schublade vor- und zurückschieben", "Unterkiefer waagerecht kreisen lassen" und "Unterkiefer senkrecht kreisen lassen"
69 In ähnlicher Weise wird diese Übung dargestellt in Coblenzer/Muhar 1986, 42-43, "Gähnen", und in Lodes 1986, 73f, "Gähnen auf Kommando".
70 Verändert nach Fernau-Horn 1953, 243
71 Verändert nach Lodes 1986, 63, "Riechendes Einatmen"
72 Verändert und gekürzt nach Coblenzer/Muhar 1986, 95, "Plastisches Artikulieren an Zungenrücken und Gaumen (ng)"
73 Vgl. auch Böhme 1980, 112; Pahn 1968, 52-55; Aderhold 1983, 28-30
74 Zusammengefaßt nach Coblenzer/Muhar 1986, 29f, "Änderung der Tonqualität in Abhängigkeit von der Kopfhaltung" und "Änderung der Tonqualität in Abhängigkeit von der Körperposition"
75 Aus: Japanische Lyrik (1990). Mit freundlicher Genehmigung der Arche Verlag AG Raabe + Vitali, Zürich
76 Verändert nach Dinkelacker 1987, 11, "Geschmeidigkeit der Mundwinkel" und "Einüben der Vokale"
77 Gekürzt nach Coblenzer/Muhar 1986, 86ff, "Das Korkensprechen"
78 Aus: Bertolt Brecht, Herrn K.'s Lieblingstier. Gesammelte Werke. © Suhrkamp Verlag Frankfurt/M. 1967
79 Gekürzt nach Coblenzer/Muhar 1986, 91f, "Plastisches Artikulieren an den Lippen (b, p)"
80 Wortlisten nach Dinkelacker 1987, 12
81 Verändert nach Fernau-Horn 1953
82 Verändert nach Dinkelacker 1987, 7, "Einspielen des Vokaleinsatzes" und "Wörter mit Vokalanfang"
83 Aus: Martens 1988, 53f
84 Wortlisten nach Dinkelacker 1987, 8, und aus: Martens 1988, 56, "Redewendungen"
85 Verändert nach Dinkelacker 1987, 8
86 Aus: James Krüss, Der wohltemperierte Leierkasten. © C. Bertelsmann Verlag GmbH, München 1961
87 Verändert nach Dinkelacker 1987, 13, "Einübung in den Alltag"
88 Aus: Joachim Ringelnatz, Und auf einmal steht es neben dir. © Henssel Verlag
89 Aus: Christa Reinig, Sämtliche Gedichte. © 1983 Eremiten-Presse
90 Aus: Bertolt Brecht, Gesammelte Werke. © Suhrkamp Verlag Frankfurt/M. 1967
91 Aus: Kurt Tucholsky, Gesammelte Werke. © 1960 by Rowohlt Verlag GmbH, Reinbek

Literatur

Aderhold, Egon (1962): Körpermotorik und Sprechmotorik. Wissenschaft. Zschr. der Martin-Luther-Univ. Halle, Gesellsch.- u. Sprachwiss. Reihe 11, Heft 12, 1529-1535
– (1983): Sprecherziehung des Schauspielers. Grundlagen und Methoden. 2. Aufl. Wilhelmshaven/Locarno/Amsterdam
Alexander, Gerda (1978): Eutonie. Ein Weg der körperlichen Selbsterfahrung. 3. Aufl. München
– (Hrsg.) (1964): Eutonie. Haltung und Bewegung in psychosomatischer Sicht. Vierzehn ausgewählte Beiträge. Ulm
Aschenbrenner, Hannes / Rieder, Karl (Hrsg.) (1983): Sprachheilpädagogische Praxis. Wien
Balser-Eberle, Vera (1967): Sprechtechnisches Übungsbuch. Ein Unterrichtsbehelf aus der Praxis für die Praxis. 8. Aufl. Wien
Becker, Donald / Arold, Ralf (1990): Übungsschema zur Behandlung von Globusbeschwerden. Sprache – Stimme – Gehör 1, 38-40
Bernstein, Douglas A. / Borkovec, Thomas D. (1975): Entspannungs-Training. Handbuch der progressiven Muskelentspannung. München
Biele, Herbert (1977): Stimmkunde für Redner, Schauspieler, Sänger und Stimmkranke. 2. Aufl. Berlin
Böhme, Gerhard (1978): Sprach-, Sprech- und Stimmstörungen Bd. 1: Methoden zur Untersuchung der Sprache, des Sprechens und der Stimme. Stuttgart/New York
– (1980): Sprach-, Sprech- und Stimmstörungen Bd. 3: Therapie der Sprach-, Sprech- und Stimmstörungen. Stuttgart/New York
Borchers, Elisabeth (Hrsg.) (1971): Das große Lalula. München
Boruttau, Alfred Julius (1941): Grundlagen, Ausbau und Grenzen der Stimmkunst. Berlin/München
Brecht, Bertolt (1991): Gesamtausgabe. Frankfurt/M.
Brentano, Clemens (1968): Werke. Erster Band. Hrsg. von Wolfgang Frühwald, Bernhard Gajek und Friedhelm Kemp. München
Busch, Wilhelm (1982): Sämtliche Werke und eine Auswahl der Skizzen und Gemälde in 2 Bänden. Hrsg. von Rolf Hochhuth. München
Coblenzer, Horst (1980): Stimm- und Sprecherziehung. Atemrhythmisch angepaßte Phonation. In Böhme 1980, Bd. 3, 87-97
– (1992): Zur Anwendung der atemrhythmisch angepaßten Phonation. Sprache – Stimme – Gehör 16, 129-131
– Muhar, Franz (1986): Atem und Stimme. Anleitung zum guten Sprechen. 6. Aufl. Wien
Deicke, Günther (1978): Ortsbestimmung – Ausgewählte Gedichte. 2. Aufl. Berlin
Dinkelacker, Ruth (1987): Fortbildungsskript mit Übungen für die Sprechstimme
Eichendorff, Joseph von (1984): Novellen und Gedichte. Frankfurt/M.
Egenolf, Heinrich (1959): Die menschliche Stimme. Ihre Erziehung, Erhaltung und Heilung. Stuttgart
– (1976): Wunder des Atmens. 15. Aufl. Stuttgart
Ekker, Ernst A. / Leiter, Hilde (1983): er sie es. In: Das Sprachbastelbuch
Engel, Eduard (1927): Stimmbildungslehre. Hrsg. von F. E. Engel. 2. Aufl. Dresden
Feldenkrais, Moshé (1978): Bewußtheit durch Bewegung. Frankfurt/M.

Fengler, Franz Adalbert (1955): Leistungs- und Gesundheitssteigerung durch Atmungs-, Entspannungs-, Resonanz- und Konzentrationstraining. 2. Aufl. Halle (Saale)
Fernau-Horn, Helene (1953): Zur Übungsbehandlung funktioneller Stimmstörungen. Vortrag Internationaler Kongreß Logopädie und Phoniatrie, Zürich 3. 9. 1953. Folia phoniatrica 6 (1954)
– (1955/56): Prinzip der Weitung und Federung in der Stimmtherapie. HNO Wegweiser für fachärztliche Praxis 5, 365-368
Forchhammer, Jörgen (1960): Die Ausbildung der Sprechstimme auf stimm- und sprechwissenschaftlicher Grundlage. 4. Aufl. München
Fuchs, Marianne (1984): Funktionelle Entspannung. 3. Aufl. Stuttgart
Goethe, Johann Wolfgang von (1966): Werke in 14 Bänden. Bd. 1: Gedichte und Epen. 8. Aufl. Hamburg
Guggenmos, Josef (1967): Was denkt die Maus am Donnerstag? Recklinghausen
– (1980a): Wenn Riesen niesen. Wien/Heidelberg
– (1980b): Das & Dies. Nimm und lies. Recklinghausen
– (1984): Sonne, Mond und Luftballon. Gedichte für Kinder. Weinheim/Basel
– (1990): Oh, Verzeihung, sagte die Ameise. Weinheim
Gundermann, Horst (1977): Die Behandlung der gestörten Sprechstimme: Kommunikative Stimmtherapie. Kritik, Theorie, Praxis. Stuttgart/New York
– (1982): Lernziel – Akupädie. Sprache – Stimme – Gehör 6, 79-81
– (1983): Heiserkeit und Stimmschwäche. Ein Leitfaden zur Selbsthilfe, wenn die Stimme versagt. Stuttgart/New York
– (Hrsg.) (1987a): Aktuelle Probleme der Stimmtherapie. Stuttgart/New York
– (1987b): Tonus und Stimme. Sprache – Stimme – Gehör 11, 1-4
– (1990): Die stationäre Stimmrehabilitation (Stimmheilkur). Sprache – Stimme – Gehör 4, 140-143
– Weuffen, Maria / Lüth, Christa (1966): Die logopädische Therapie im Rahmen der komplexen Stimmheilkur. Folia phoniatrica 18, 183-196
Habermann, Günther (1980): Funktionelle Stimmstörungen und ihre Behandlung. Arch. Otorhinolaryngol. Bd. 227, 171-345 (Kongreßbericht)
Hausmann, Manfred (1990): Japanische Lyrik. Übertragen von M. Hausmann. Zürich
Hebel, Johann Peter (1969): Werke in einem Band. Hrsg. von Dieter Pilling. Berlin/Weimar
Heine, Heinrich (1971): Sämtliche Schriften, Bd. 4. Hrsg. von Klaus Briegleb. Darmstadt
Heinemann, Manfred (1983): Beratung von Stimmgestörten. Rehabilitation 22, 106-108
Herrigel, Eugen (1983): Zen in der Kunst des Bogenschießens. München
Hofbauer, Kurt (1978): Praxis der chorischen Stimmbildung. Mainz/London/New York/Tokio
Hopmann, Eugen (1913): Über Phonasthenie und Übungen zu ihrer Heilung. Zschr. f. Laryngologie, Rhinologie und ihre Grenzgebiete, Bd. 5, 617-623
Jacobson, Edmund (1990): Entspannung als Therapie. Progressive Relaxation in Theorie und Praxis. München
Jäncke, L. (1992): Die Bedeutung der auditiven Rückmeldung des eigenen Sprechens für die Sprechkontrolle. Sprache – Stimme – Gehör 16, 17-22
Japanische Lyrik (1990). Übertragen von Manfred Hausmann. Zürich
Kepich-Overbeck, Luise (1953): Die Kunst des Sprechens. 2. Aufl. Berlin
Kjellrup, Mariann (1980): Bewußt mit dem Körper leben. Eutonie: Durch Spannungsabbau zu Harmonie und Wohlbefinden. München
Kotsier-Muller, Jan (1931): Sprecherziehung. Ein praktisches Lehrbuch zur Behandlung von Stimme und Sprache. Leipzig.

Kofler, Leo (1951): Die Kunst des Atmens. Übers. und umgearb. von Schlaffhorst und Andersen. 20. Aufl. Kassel/Basel
Krech, Hans (1959a): Die kombiniert-psychologische Übungstherapie. Wissenschaft. Zschr. der Martin-Luther-Univ. Halle, Gesellsch.- u. Sprachwiss. Reihe VIII/3, 397-430
– (1959b): Zur Frage des therapeutischen Erfolges in der Übungsbehandlung. Zschr. der Martin-Luther-Univ. Halle, Gesellsch.- u. Sprachwiss. Reihe 8, Heft 6. 1245-1248
Krüss, James (1961): Der wohltemperierte Leierkasten. 12 mal 12 Gedichte für Kinder, Eltern und andere Leute. München
– (Hrsg.) (1972): Seifenblasen zu verkaufen. Das große Nonsens-Buch mit Versen aus aller Welt. Gütersloh
Lichtenberg, Georg Christoph (1977): Aphorismen. In einer Auswahl hrsg. von Kurt Batt. 2. Aufl. Leipzig
Lodes, Hiltrud (1986): Atme richtig. Der Schlüssel zu Gesundheit und Ausgeglichenheit. 2. Aufl. München
Logau, Friedrich von (1984): Sinngedichte. Hrsg. von Ernst-Peter Wieckenberg. Stuttgart
Martens, Carl und Peter (1988): Übungstexte zur deutschen Aussprache. 5. Aufl. Ismaning
Middendorf, Ilse (1985): Der erfahrbare Atem. Eine Atemlehre. 2. Aufl. Paderborn
Mörike, Eduard (o. J.): Werke. Hrsg. von Harry Maync. Leipzig/Wien
Morgenstern, Christian (1971): Die zwei Wurzeln. In Borchers 1971
– (1985): Palmström. Palma Kunkel. 12. Aufl. München
Ohm, Dietmar (1992): Progressive Relaxation. Stuttgart
Orthmann, Werner (1954): Zum Erscheinungsbild der kranken Stimme. Wiss. Z. Univ. Halle, Ges.-Sprachw. Jahrgang 4, H. 1, 125-132, Halle (Saale)
– (1956): Sprechkundliche Behandlung funktioneller Stimmstörungen. Anwendung der "Kaumethode" (Fröschels, Chewing approach) für hyperkinetische Stimmstörungen. Halle (Saale)
Pahn, Johannes (1968): Stimmübungen für Sprechen und Singen. Berlin
Parow, Julius (1972): Funktionelle Atemtherapie. 3. Aufl. Stuttgart
Peter, Burkhard / Gerl, Wilhelm (1977): Entspannung. Das umfassende Training für Körper, Geist und Seele. München
Reinig, Christa (1983): Sämtliche Gedichte. Düsseldorf
Reusch, Fritz (1971): Der kleine Hey. Die Kunst des Sprechens. Mainz
Ringelnatz, Joachim (1980): Und auf einmal steht es neben dir. Gesammelte Gedichte. Berlin
Schiller, Friedrich (1964): Dramen Bd. 1 (Die Räuber). Berlin/Weimar
Schilling, Rudolf (1937): Der musculus sternothyreoideus und seine stimmphysiologische Bedeutung. Archiv f. d. ges. Phonetik Bd. 1, 2. Abt., Heft 2
– (1939): Über Stimmeinsätze. In: Bericht über den Internat. Kongreß für Singen und Sprechen in Frankfurt/M. 1938. München/Berlin
– (1940): Über den Spannungsmechanismus der Stimmlippen. Der Hals-Nasen- u. Ohrenarzt, I. Teil, Bd. 31, Heft 2
Schlaffhorst, Clara / Andersen, Hedwig (1928): Atmung und Stimme. Hrsg. von Wilhelm Menzel. Wolfenbüttel
Schmitt, Johannes Ludwig (1961): Atemheilkunst. 2. Aufl. München/Berlin, Bern/Salzburg
Schreiber, Hermann (Hrsg.) (1961): Die Welt in der Anekdote. Berlin
Schütze, Heike (1988): Das therapeutische Singen – Gesang in der Stimmtherapie: wer kann, wer darf, wer muß? Sprache – Stimme – Gehör 12, 108-109
Siemon, Gerhard / Ehrenberg, Hilla (1988): Leichter atmen – besser bewegen. 2. Aufl. Erlangen
Spiess, Gustav (1904): Kurze Anleitung zur Erlernung einer richtigen Tonbildung in Sprache und Gesang. Frankfurt/M.

Spohn, Jürgen (1980): Drunter und Drüber. München
Das Sprachbastelbuch (1983). 7. Aufl. Wien/München
Stokvis, Berthold (1961): Der Mensch in der Entspannung. Lehrbuch autosuggestiver und übender Verfahren der Psychotherapie und Psychosomatik. Stuttgart
Trojan, Felix (1955): Die Ausbildung der Sprechstimme. 2. Aufl. Wien
– (1959): Die Ausdruckstheorie der Sprechstimme. Phonetica 4, 121-150
Tucholsky, Kurt (1989): Sprache ist eine Waffe. Sprachglossen. Reinbek
Wängler, Hans-Heinrich (1966): Leitfaden der pädagogischen Stimmbehandlung. 2. Aufl. Berlin
– (1974): Grundriß einer Phonetik des Deutschen. 3. Aufl. Marburg
Weihs, Herta (1958): Psychologie der Stimmstörung. Zschr. f. Menschenkunde XX, I, 189-204
Weinert, Herbert (1977): Die Bekämpfung von Sprechfehlern. 8. Aufl. Berlin
Weithase, Irmgard (1975): Sprechübungen. 9. Aufl. Köln/Wien
Welsh, Renate (1983): Sprüche machen. In: Das Sprachbastelbuch
Wolf, Edith / Aderhold, Egon (1983): Sprecherzieherisches Übungsbuch. 7. Aufl. Wilhelmshaven/Locarno/Amsterdam

Sachregister

Ausklopfen 15, s. auch einzelne
  Körperregionen
Abspannen **101-112**, 116f, 149
Anregung, Atmung 80
Anregung, Kreislauf 45, 51, 80
Ansatz, vorderer 127
Arme 30f, 53f
Armschwung 74
Artikulation **129-140**, 156
–, Muskulatur **119f**, 131, 137f
–, plastische 138f
Artikulationszonen 135ff
Atembewegung 77f, 103f
Atemmittellage 81f, 101
Atemraum 77ff, 82-85
Atemrhythmus 40, 77, 87
Atemstütze 88f
Atemvertiefung 86
Atemwahrnehmung 77-80
Atemwurf **91ff**, 99f
Aufrichten s. einzelne Körperteile
Augen 44
Ausatmung 103f
Ausatemverlängerung 88
Ausruhen 39f, 44

Ball weitergeben/werfen 106f, 115
Ball, Massage 23
Beckenboden 84f
Beckenkippen 56, 85
Beckenkreisen 56
Beckenraum 48f
Beckenschaukel 71f
Beckenwiege 85
Beine 54f
Beleben s. die einzelnen Körperteile
Beweglichkeit s. die einzelnen Körperteile
Bodenkontakt 64f
Bogenspannen 88f
Brustbein 74f

Dehnen **45f**, 79f, 82f, s. auch
  die einzelnen Körperregionen

Einatmung 81
Einatmung, reflektorische 103f
Ellenbogen 54, 75
Entspannung s. die einzelnen
  Körperregionen
Eutonie 25

Federung 91-100
Fingerdruck 110
Füße 65f
Fußdruck 66, 109f
Fußgelenk 36, 47

Gähnen 93, **121f**
Gehen 46f
Gelenke 46f
Gesicht 120f
Glottisschlag 142f
Gymnastikball 60f, 96

Halswirbelsäule 72, 74
Haltung 62-75
– im Sitzen 63f
– im Stehen 63
–, Kopf 73f
Handdruck 109f
Hände wahrnehmen 20f
Hohlkreuz 69f
Hüftgelenke 55

Indifferenzlage 124f
Intention **81f**, 110f, 116f, 138

Kaubewegung 125f
Keule 66f, 115
Kiefermuskulatur 119f
Kieferöffnung 130
Klanggewebe 19
Knie 36
Koartikulation 129
Körper
– abstreichen 21f
–, Auflage 26

–, Haltung 18f
–, Schwerpunkt 63, 69
–, Spannung 34, 104f, 108ff
–, Tonusregulierung 34f
–, Wahrnehmung 21f, **25-44**
Körperkreisen 69
Konsonant 123f, **135-140**
Kopf 42ff
– aufrichten 72f
–, Position 73
Kopfkreisen 43
Korkensprechen 137f
Kreisen s. einzelne Körperregionen
Kreislaufanregung 45f, 50f, 80f
Kreuzbein 22, 48, 54f, 57f, 83f
Kreuzgriff 75
Kutschersitz **40**, 84

Lauthäufing 134
Lautstärke 99f, 151
Lendengebiet 57, 61, 70
Lippen 119
Lippenstellung 130
Lockerung s. einzelne Körperregionen

Massage
–, Gesicht 120
–, Nacken-/Schultergebiet 53
–, Rückenstrecker 49f
Mundraum 120
Mundwinkel 131f
Muskelentspannung, progressive 32f

Nacken dehnen 43
Nacken entspannen/lockern 37f, 42f

Pausen 103, 154ff
Pendeln 39f, 87f, 113f
Pendelschwung 51
Phonation, Atemrhythmisch Angepaßte
  101f, **113-117**, 155f
Phrasenverlängerung 113f
Pleuel-Übung 93, **122**

Resonanz 118f, 154f
–, Brust 118f

–, Kopf 118
Resonanzweite 127f, 151f
Rücken 30f, 38f, 70, 78f
–, wahrnehmen 24, 86f
Rückenbehandlung 47-50, 86
Rückenrolle 59
Rückenstrecker 49f, 67f
Rufen 93f, 96f, 151f
Ruheatmung 77
Rumpfbeugen 58

Satzrhythmus 105
Schließeinsatz 141, 145
Schulter wahrnehmen 42
Schulter, Lockerung 37f, 53f
Schulterblätter 41f, 48, 52f, 75
Schultergürtel 50f
Selbstwahrnehmung 17-24
Sitzen 63f
Sprechtempo 154f
Sprengeinsatz 141, 145
Sprunggelenke 47
Stehen 63
Summen 124f

Therapiemotivation 17f
Tonusregulierung 25-61

Vokal 123f, **130f**, 134
Vokaleinsatz **141-148**, 156
Vokalviereck 131
Vokalweite 123

Wahrnehmung s. einzelne Körperregionen
Wahrnehmung, auditive 18
Wangen 119
Wippen 67
Wirbelbeuge 67f
Wirbelsäule
– abrollen 70
– aufrichten 67f, 74

Zählen 103
Zunge 119
Zwischenrippenmuskeln 90

Horst Gundermann

Phänomen Stimme

1994. 164 Seiten. Geb. (3-497-01339-0)

Ein ungewöhnlicher und spannender Überblick über Wissenswertes zum Thema Stimme: jenseits trockener Fachliteratur eine aufschlußreiche Lektüre für alle, die das Phänomen Stimme verstehen wollen.

Aus dem Inhalt

Faszinosum Stimme
Stimme Gottes und Macht des Wortes in der Bibel. Das alltägliche Stimmenkonzert. Stimme und Stimmung. Stimme als gesellschaftliches, als politisches, als biopsychosoziales Phänomen.

Evolution der Stimme

Die Sprechstimme
ZNS, Hör- und Sprechorgan. Information durch Stimme. Zwischen Schmeichelton und Zornesausbruch. Stimmfunktionskreise. Pausenverhalten. Die Rede. Stimme mit Bremse. Wann ist die Stimme wohltemperiert? Synchronsprechen. Die Stimme altert. Stimmpflege.

Die Singstimme

Die gestörte Stimme
Körperliche und seelische Ursachen. Heiserkeit, Aphonie. Hyper-/Hypofunktionelle Dysphonie. Stimmbruch. Vertiefte Frauenstimme. Stimmbelastende Berufe. Therapie.

Stimme und Gesellschaft
Sprachmächtigkeit und Stimmgewalt. Verführung durch Sprechen. Sprechwirkungsforschung. Redner der Antike und im Dritten Reich. Das Volk redet: Demonstrations-Sprechchöre. Die Grabesstimme des Nachrichtensprechers.

Stimme in der bildenden Kunst

Stimme in der Literatur

Stimmen im Tierreich
Das Vogellied. Sprachimitation bei Papageien. Akustische Verständigung unter Affen.

Stimme im Laboratorium
Der Traum vom sprechenden Automaten. Der penibel artikulierende Sprachcomputer. Elektroakustische Stimmanalyse. Visible-Speech-Verfahren. Sonagraphie. Kriminologische Stimmanalyse. Medizinischer Wiederaufbau des Sprechens.

Ernst Reinhardt Verlag München Basel

Ulrike Franke

Artikulationstherapie bei Vorschulkindern

Diagnostik und Didaktik

Unter Mitarbeit von Barbara Lleras, Susanne Lutz, Susanne Mayer und Kirsten Winkler-Haas
4., erweiterte Auflage 1996. 184 Seiten. 40 Abb. Kart. (3-497-01402-8)

Das vorliegende Buch wendet sich an alle Therapeuten, die das Gebiet der kindlichen Artikulationstherapie erst beschreiten werden (Studenten), oder an solche, die neue Anregungen und Sichtweisen in der Arbeit mit stammelnden Vorschulkindern benötigen. Sie sollen Wege finden, mit deren Hilfe die Dyslalietherapie kein langweiliges, stures Üben von Wortreihen ist, sondern Kind und Therapeuten Spaß macht. Das Buch ist in zwei große Bereiche gegliedert. Im ersten, der praxisorientierten Theorie, finden sich Kapitel zur Diagnostik, zur Indikation, die Darstellung phonologischer Störungen und verschiedener theoretischer Ansätze, Gedanken zur Reihenfolge der zu behandelnden Laute und didaktische und psychologische Anmerkungen. Der zweite Teil ist ganz der Praxisausführung gewidmet. Nach der Darstellung des Verlaufs einer Sigmatismusgruppe und der Beschreibung der Myofunktionellen Therapie folgen viele Übungen und Spiele zum Nachmachen und zur Anregung für eigene Ideen. Themengebundene Wortlisten beschließen dieses Arbeitsbuch.

Aus dem Inhalt

Praxis der Artikulationstherapie
Fallbeispiel: Eine Sigmatismusgruppe
Die Myofunktionelle Therapie
Mundmotorische Übungen
Spiele zur Mund- und Sprechmotorik
Geräuschdifferenzierung
Klangdifferenzierung
Lautdifferenzierung

Lautlokalisation
Lautanbahnung
Spiele und Übungen für bestimmte Laute:
  ch, f, g, j, k, kl, l, bl, fl, r, br, dr, tr, fr, gr, s, ts, sch, spr, schw
Vielseitig einzusetzende Spiele
Übungsbegleitende Handlungen
Themenzentrierte Wortlisten

Ernst Reinhardt Verlag München Basel

Ulrike Franke

Logopädisches Handlexikon

4., aktualisierte Auflage 1994. 228 Seiten. 27 Abb. Kart. (UTB 3-8252-0771-4)

Dieses Standardwerk gibt einen Überblick über die weitgespannte Begriffswelt der Logopädie. In mehr als 3500 Stichwörtern findet der Leser in diesem Band nicht nur Definitionen aus der Logopädie, Medizin, Psychologie und Pädagogik, sondern auch aus angrenzenden Wissenschaften, wie z. B. Sprachwissenschaft, Soziologie, Physik u. a. Damit steht ein Nachschlagewerk für die theoretische und praktische Arbeit mit sprach-, sprech-, rede-, stimm- und hörgestörten Menschen zur Verfügung. Es ist Bestandteil der Fachliteratur für Logopäden, Phoniater und HNO-Ärzte, Behindertenpädagogen, Psychologen und Therapeuten aus den verschiedensten sprachbezogenen Richtungen sowie Studierende in diesen Bereichen.

... bleibt festzustellen, daß das Lexikon eine wertvolle Hilfe für alle mit Sprachbehinderten befaßten Personen darstellt. Aufgrund seiner leichten Handhabbarkeit, seiner Überblick schaffenden Tabellen und Abbildungen und nicht zuletzt seines vernünftigen Preises wegen ist es zu einem nicht mehr wegzudenkenden Basisbuch für die Studierenden geworden.

Vierteljahresschrift für Heilpädagogik und ihre Nachbargebiete

Mit der vorliegenden Veröffentlichung wird eine Lücke im Angebot der Fachliteratur geschlossen. Der Band erläutert in einer notwendigen Kürze, die der vorgegebene Rahmen eines Lexikons erfordert, alle wesentlichen Begriffe der Logopädie und der angrenzenden Fachdisziplinen.

Sprache – Stimme – Gehör

Ernst Reinhardt Verlag München Basel

Frieda Kurz
Zur Sprache kommen
Psychoanalytisch orientierte Sprachtherapie mit Kindern

1993. 176 Seiten. 85 Abb. Kart. (3-497-01296-3)

In der Verbindung von Logopädie und Psychoanalyse liegt ein wichtiger Ansatz zu einer mehrdimensionalen Arbeitsweise mit sprachbeeinträchtigten Kindern. Damit kommt dieses Buch dem heutigen Bedürfnis der Logopädie entgegen, mit übergreifenden Konzepten zu arbeiten, die gleichzeitig dem Anspruch auf ganzheitliches Vorgehen gerecht werden. Psychoanalytische Aspekte der Sprachentwicklung werden erörtert; Fallbeispiele und Arbeitsdokumentationen führen dem Leser therapeutische Prozesse aus der Praxis vor Augen. Indem der Leser den Weg zur sprachlichen Kommunikation vom Körper über innere Bilder bis zum Sprachausdruck nachgeht, wird deutlich, was "Mit-Teilen" eigentlich bedeutet.

Aus dem Inhalt

Logopädie und Psychoanalyse

Psychoanalytische Aspekte in der Sprachentwicklung
Bedeutung des Schreiens. Bedeutung des Lallens. Vom vorsprachlichen zum sprachlichen Dialog. Erwerb des "Nein". Loslösung und sprachliche Überbrückung. Wyatts Theorie des Sprachkreises Mutter – Kind. Bedeutung des Vaters für die Loslösung und Individuation. Spannungsfeld der Geschwistersituation. Soziokulturelle Faktoren.

Psychoanalytische Aspekte in der Sprachtherapie
Übertragung, Gegenübertragung und Deutung in der Kindertherapie. Psychoanalyse und Pädagogik. Psychoanalytisch orientierte Sprachtherapie im Grenzbereich von Logopädie und Psychotherapie. Lorenzers Theorie des "szenischen Verstehens". Die Bedeutung des Spiel-Raums. Wiederholung als kreative Möglichkeit oder als Zwang. Phantasieren, Spielen, Lernen. Der "intermediäre Raum" als Raum des spielerischen Lernens und der Selbstentfaltung in der Sprachtherapie.

Psychoanalytisch orientierte Praxis
Die Bedeutung der therapeutischen Beziehung. Geschützter Spiel-Raum. Beweglicher, entwicklungsangepaßter Spiel- und Lern-Raum.

Die Arbeit mit den Eltern

Zusammenarbeit mit Kindergarten und Schule

Ernst Reinhardt Verlag München Basel

Ulrike Franke
Artikulationstherapie bei Vorschulkindern
Diagnostik und Didaktik
3., erw. Aufl. 1993. 174 Seiten. 40 Abb.
Kart. (3-497-01304-8)

Dieses Buch zeigt Methoden und praktische Anregungen, mit deren Hilfe die Dyslalietherapie kein langweiliges, stures Üben von Wortreihen ist.

Gerd Jacobsen
Die Koordinierte Stotterkontrolle
Mit Übungen und einem Therapieheft für Klienten
Unter Mitarbeit von Andrea Kathrin Betche
Hrsg. von der Deutschen Gesellschaft für Sprachheilpädagogik
1992. 82 Seiten. Kart. (3-497-01254-8)

Aus diesem Buch soll der Stotternde lernen, seine Stottersymptome selbst zu beeinflussen und die Artikulationsbewegungen bewußt zu steuern.

Geert Lotzmann (Hrsg.)
Körpersprache
Diagnostik und Therapie von Sprach-, Sprech- und Stimmstörungen
(Sprache und Sprechen; 27)
1993. 149 Seiten. 15 Abb. 3 Tab.
Kart. (3-497-01302-1)

In diesem Band werden neuere Erkenntnisse über nonverbale Aspekte für die Diagnose und Therapie von Sprach-, Sprech- und Stimmstörungen beschrieben.

Erwin Richter
So lernen Kinder sprechen
Die normale und die gestörte Sprachentwicklung
(Kinder sind Kinder; 9)
2. Aufl. 1989. 90 Seiten.
Tb (3-497-01060-X)

Dieses Buch erläutert Eltern und Erziehern in verständlichen Worten die Sprachentwicklung des Kindes und macht auf mögliche Verzögerungen oder Auffälligkeiten aufmerksam.

Erwin Richter
Wenn ein Kind anfängt zu stottern
Ratgeber für Eltern und Erzieher
(Kinder sind Kinder; 2)
2., neubearb. Aufl. 1990. 96 Seiten.
Tb (3-497-01208-4)

Der Autor erklärt in diesem Buch, welches kindliche Stottern noch in den Grenzen der normalen Entwicklung liegt und welches nicht. Von größter Bedeutung ist das richtige Verhalten der Erzieher.

Johannes Wulff
Sprechfibel
Wegweiser zum richtigen Sprechen für unsere Kleinen
7. Aufl. 1989. 72 Seiten. Zahlr. Abb.
Kart. (3-497-01157-6)

Diese Sprechfibel ist der geeignete Wegweiser, frühzeitig Sprechfehler zu erkennen und zu beheben.

Ernst Reinhardt Verlag München Basel